ACTA NEUROCHIRURGICA / SUPPLEMENTUM XI

SEGMENTINNERVATION DES CERVICALGEBIETES

KLINISCHE UND TIEREXPERIMENTELLE UNTERSUCHUNGEN

VON

DR. HANS ROHR
PRIVATDOZENT
NEUROCHIRURGISCHE UNIVERSITÄTSKLINIK BONN
(DIREKTOR: PROF. DR. P. RÖTTGEN)

MIT 104 TEXTABBILDUNGEN

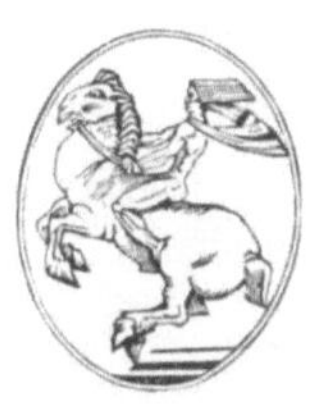

WIEN / SPRINGER-VERLAG / 1963

ISBN-13: 978-3-211-80658-6   e-ISBN- 978-3-7091-5092-4

DOI: 10.1007/ 978-3-7091-5092-4

Vorwort

Die neurochirurgische Diagnostik basierte zunächst auf den klassischen neurologischen Untersuchungsmethoden. Sie baute sich ihre technischen diagnostischen Methoden auf, weil Lokalisation und Artdiagnose eine möglichst große Sicherheit für den operativen Eingriff verlangten, die eine konservative Therapie weit weniger benötigte. Im Besitze dieser Sicherheit können nun rückschauend anatomische und physiologische Daten für die klassische neurologische Diagnostik am Menschen kontrolliert werden und man beobachtet allenthalben solche Bemühungen.

Die von meinem Mitarbeiter HANS ROHR nachstehend vorgelegten Befunde liegen ganz in dieser Entwicklung. Neurochirurgisch exakt festzulegende Ausfälle der Rückenmarkswurzeln ließen die Dermatomgrenzen besonders in den umstrittenen cervicothorakalen Grenzgebieten korrigieren. Sie erleichtern dem Kliniker in der Zukunft diagnostische Rückschlüsse. Besonders bedeutungsvoll sind die Befunde von der nervösen Versorgung des Zwerchfells, in diagnostischer Hinsicht für die C_4-Grenze und in therapeutisch-operativer Hinsicht für die Gefährdung bei C_3.

Diese Monographie, auf exakten Befunden basierend, wird das Interesse aller neurologisch-neurochirurgisch tätigen Ärzte finden und finden müssen. Möge sie auch dazu beitragen, das etwas vernachlässigte und steinige Arbeitsfeld der Rückenmarkserkrankungen zu beleben und zu kultivieren.

Bonn, im November 1963

P. Röttgen

Inhaltsverzeichnis

I. Die Methoden zur Erforschung der Segmentinnervation — Literaturübersicht und kritische Wertung

Der Kliniker benutzt die Symptome, die durch eine umschriebene radikuläre oder spinale Läsion verursacht werden, um den anatomischen Sitz des Krankheitsherdes zu bestimmen. Die Voraussetzungen für diese topische Rückenmarksdiagnostik schufen Untersuchungen, die eine „Ordnung der Funktion nach ihrer segmentalen Lokalisation" (VAN RIJNBERK 1912) ermöglichten. Die Erkenntnisse dieser Segmentinnervation konnten durch Anwendung physiologischer, anatomischer und klinischer Methoden gewonnen werden.

Vorausgegangen waren Untersuchungen, die auf Grund vergleichender anatomischer Studien der einzelnen Tierklassen eine metamere Gliederung des Körperbaus auch für den Menschen nachgewiesen hatten, obwohl eine streng segmentale Ordnung des Rückenmarks selbst nicht erkennbar und eine funktionelle Bedeutung des segmentalen Eigenapparats vom Standpunkt einer Physiologie des Gesamtorganismus aus nicht mehr vorhanden war.

Das Rückenmarkssegment als solches wird heute als eine willkürliche Fiktion betrachtet (MATTHAEI 1927). Eine genaue anatomische Begrenzung zwischen Nachbarsegmenten läßt sich nicht festlegen. Erst der intersegmentäre Korrelationsapparat ermöglicht das geordnete Zusammenwirken einzelner Abschnitte bei komplexen Tätigkeiten. Dabei funktionieren die verschiedenen Zentren nur bis zu einem gewissen Grade selbständig. Sie stehen unter der Kontrolle höherer, übergeordneter Systeme, die in bestimmten Regionen des Gehirns liegen und sowohl im erregenden wie hemmenden Sinne auf den Eigenapparat der Medulla einwirken. Segmentale Einzelleistungen sind bei Betrachtung der nervösen Gesamtfunktion nicht mehr zu erkennen.

Die Metamerie des menschlichen Körpers zeigt sich in der reihenweisen Anordnung der Rückenmarkswurzeln. Das Metamer umfaßt ein Segment des Zentralnervensystems mit seinem Innervationsgebiet. Zum Spinalsegment gehören nach VAN RIJNBERK

(1912) das Spinalganglienpaar mit vorderer und hinterer Wurzel, deren Ursprungszellen in den Ventral- und Dorsalsäulen der Medulla und die entsprechenden sympathischen Grenzstrangganglien. Den Rückenmarkssegmenten zugeordnet werden die efferenten Nervenbahnen und die von ihnen innervierten Muskeln als Myotome sowie die Herkunftsgebiete der afferenten Fasern in der Haut als Dermatome (KOLLMANN 1891).

Erkrankungen der grauen Substanz zeigen nur deshalb das Bild einer segmentalen motorischen oder sensiblen Läsion, weil das Vorderhorn und auch das Hinterhorn jeweils die Wurzelfasern eines entsprechenden Segments aufnehmen. Die Störung ist also gewissermaßen eine zentral-radikuläre (FLATAU 1910). Alle Wurzelendigungen bewahren im Hinterhorn und mit gewisser Einschränkung auch im Vorderhorn ihre Individualität. Jede Partie des Rückenmarksgraus stellt zunächst eine periphere (cutane oder motorische) Projektion dar, deren Topographie dieselbe ist wie diejenige ihrer zugehörigen Wurzel. Die Funktionen der Wurzeln und ihrer Rückenmarkssegmente stimmen also im wesentlichen überein. Radikuläre Schädigungen bedingen demnach motorische und sensible Störungen ähnlicher topographischer Verteilung wie spinale Läsionen.

Daraus ergibt sich, daß beim Menschen die Metamerie lediglich aus der Anordnung und Verteilung der Nervenwurzeln zu erkennen ist. Im Wurzelbündel sind alle Fasern eines Metamers vereinigt; hier besteht noch die primäre embryonale Segmentation. Vordere und hintere Wurzel bildeten somit den Ausgangspunkt der Untersuchungen zum Nachweis der Segmentinnervation.

Die *anatomische Methode* präparierte die Nervenfasern vom Rückenmark bis zur Endaufzweigung im Erfolgsorgan und bestimmte so das Versorgungsgebiet der einzelnen Nervenwurzeln.

HERRINGHAM (1886) und EISLER (1892) legten als erste die größeren Haut- und Muskelnerven einer ganzen Extremität bis zu den Plexuswurzeln hin frei. Bereits vorher hatte J. MÜLLER bei Tieren nachgewiesen, daß die meisten Extremitätenmuskeln plurisegmental innerviert sind. Von BOLK (1898) wurden die wichtigsten Segmentbeziehungen der Haut und Muskulatur durch umfangreiche Präparationen, besonders der großen Nervenstämme mit ihren Bezugswurzeln und peripheren Aufzweigungen dargestellt. THORBURN (1893) verfolgte zahlreiche Rückenmarkswurzeln, die in keine Plexus einmündeten, im Thoracal-, oberen Lumbal- und unteren Sacralgebiet. Von FRÖHLICH und GROSSER (1903) sowie von DAVIES, GLADSTONE und STIBBE (1932) wurden die Verästelungen der thoracalen Wurzeln und Nerven untersucht.

In dem von Bolk aufgestellten Dermatomschema stellen die einzelnen Segmentzonen durchweg scharf gegeneinander abgegrenzte Areale dar, welche sich fast gar nicht oder kaum nennenswert überlagern. Der Mangel der anatomischen Methode besteht in der außerordentlichen Schwierigkeit, die Bahnen der einzelnen Nervenfasern aus der Durchflechtung in den Plexusbildungen sowie aus den Verzweigungen in den peripheren Anastomosen zu entwirren. Außerdem gelingt eine Freilegung nur bis in die Subcutis hin. Die letzten und feinsten Endigungen der sensiblen Fasern in der Cutis selbst sind präparatorisch nicht darzustellen. Lage und Gestalt der einzelnen Dermatome lassen sich zwar bestimmen, die genauen Randzonen können aber nicht festgelegt werden.

Die *pathologisch-anatomische Methode* schloß aus der Wallerschen Degeneration, die sich nach der Zerstörung von motorischen Rückenmarkszentren bzw. von Nervenwurzeln peripherwärts ausbreitet, oder aus der retrograden Degeneration bei peripheren Nervenläsionen auf die segmentalen Lagebeziehungen.

Bei Tieren durchtrennte Krause (1865) einzelne Wurzeln und untersuchte die Degeneration in den peripheren Nerven. Sherrington (1892) durchschnitt die motorischen Wurzeln proximal vom Spinalganglion und wies mit der Osmiumfärbung die degenerativen Vorgänge in den Muskelverzweigungen nach. So konnte er die segmentale Zugehörigkeit solcher Muskeln festlegen, die durch die einfache Vorderwurzelreizung nicht einzuordnen waren. Umgekehrt wurden einzelne Muskeln, Muskelgruppen und auch ganze Gliedabschnitte von Tieren reseziert oder einzelne periphere Nerven zerstört und danach die retrograde Degeneration in den Zellen der entsprechenden Rückenmarkssegmente mit der Nisslfärbung dargestellt (Marinesco 1898, Knape 1901, Bikeles-Franke 1903, Lapinski 1903 u. a.).

Gleiche histopathologische Untersuchungen an Menschen, bei denen Amputationen vor dem Tode ausgeführt wurden (Flatau 1897, v. Gehuchten-de Buck 1898, Blumenau-Nielson 1905, Sano 1905, Orzechowski 1907 u. a.), oder Läsionen peripherer Nerven, Nervenplexus bzw. einzelner Muskeln vorlagen (v. Monakow 1898, Parhon-Goldstein 1901, Jacobsohn 1908), brachten wichtige Ergebnisse für die Festlegung motorischer Kerngebiete im Rückenmark.

Die *physiologische Methode* stellte am Versuchstier nach Zerstörung bzw. Reizung von Nervenwurzeln die auftretenden Ausfalls- oder Reizerscheinungen fest und schloß hieraus auf die Beziehungen zwischen den spinalen Zentren und den von diesen innervierten peripheren Teilen.

PEYER (1854) und TÜRCK (1856) untersuchten nach Wurzeldurchschneidungen die Grenzen verbleibender bzw. ausgefallener Gefühlsempfindung. Bekannt sind die Versuche von SHERRINGTON (1898) zur Bestimmung der einzelnen Dermatomfelder mit der „Remaining sensibility"-Methode. Er durchtrennte beim Affen mehrere benachbarte hintere Nervenwurzeln, zwischen denen jeweils eine intakt blieb. Inmitten eines weiten anästhetischen Bezirks bestand danach eine Zone mit erhaltener Sensibilität, die dem Ausbreitungsgebiet der intakten Nervenwurzel entsprach. Dabei zeigten sich weitgehende Überlagerungen (Overlapping) der einzelnen Dermatome sowie Verschiebungen der Hautsegmente an den Extremitäten in cranialer (Praefixed type) oder caudaler (Postfixed type) Richtung.

Auf die gleiche Weise untersuchte SHERRINGTON die Segmentbeziehungen der motorischen Innervation. Nach mechanischer oder faradischer Reizung einzelner isolierter Vorderwurzeln registrierte er deren muskuläres Versorgungsgebiet. Mit dieser Methode, der Remaining motricity, bewies VAN RIJNBERK (1929) beim Hunde, daß die Rumpfmuskeln ihren ursprünglichen metameren Bau beibehalten und aus segmental angeordneten Abteilungen aufgebaut sind. Nur im Musculus rectus fand er eine dachziegelförmige Überdeckung der Rhizomeren. Bei den übrigen Muskeln konnte er eine Vermischung der neuromuskulären Zonen nicht feststellen.

Nach Strychninapplikation auf die hinteren Wurzeln beobachtete DUSSER DE BARENNE (1911) eine lebhaft gesteigerte Erregbarkeit der Rezeptoren im zugehörigen Dermatom. Die so erzeugten hyperalgetischen Zonen zeigten eine auffallende Übereinstimmung mit dem mittels der Remaining sensibility aufgestellten Sensibilitätsschema und auch die breite Überlappung der einzelnen Dermatomfelder. KLESSENS (1913) und DE BOER (1915) kombinierten diese Strychninvergiftung mit der Isolierungsmethode bei Katzen und wiesen ebenfalls auf die Analogie ihrer Befunde mit den Ergebnissen SHERRINGTONS hin.

Die physiologischen Untersuchungsmethoden wandte O. FOERSTER (1926) am Menschen während zahlreicher Rückenmarksoperationen an. Bei Reizungen und Durchschneidungen vorderer Wurzeln konnte er auf Grund der erfolgenden Muskelkontraktionen bzw. der auftretenden Lähmungen eine segmentäre Einordnung vornehmen. Für zahlreiche Muskeln bestätigte er ihre pluriradikuläre oder monoradikuläre Versorgung. Als monosegmental innervierte Extremitätenmuskeln erwähnt er an der Hand den Abductor pollicis brevis und am Bein den Tibialis anterior und posterior.

Bei Fällen schwerer spastischer Bein- oder Armlähmung führte

FOERSTER zur Beseitigung der Kontrakturen hintere Rhizotomien nach Art der Remaining sensibility aus. Er ließ also inmitten von durchtrennten Wurzeln nur eine einzelne intakt, so daß das entsprechende Dermatom scharf begrenzt erhalten blieb. Auf Grund des mannigfaltigen Operationsmaterials war so an den Extremitäten und am Rumpf eine Bestimmung der einzelnen Segmentfelder möglich.

Als weitere Methode zum Nachweis der Dermatome benutzte er nach Rhizotomien die faradische Reizung der in den hinteren Wurzeln zur Haut ziehenden efferenten, vasodilatatorischen Fasern. Danach stellte sich ein ausgesprochenes Erythem der Haut ein, das seiner Form und Ausdehnung nach genau den segmentären Sensibilitätszonen entsprach. Diese sogenannten vasodilatatorischen Dermatome zeigten — wie die nach Wurzeldurchschneidungen bestimmten Hautfelder — auch beim Menschen eine weitgehende Überlagerung der Randzonen benachbarter Segmente.

FOERSTER beobachtete nach Durchtrennung nur einer hinteren Wurzel — abgesehen von C_2 — nie einen Sensibilitätsdefekt. Wie SHERRINGTON weist er auf die individuellen Schwankungen der Dermatomüberlappung hin.

Die *klinische Methode* schloß aus der Störung gewisser Leistungen — aus dem Symptom — auf den Sitz des Krankheitsherdes. Eine Gegenüberstellung der in vivo festgestellten Ausfallserscheinungen mit der intra operationem beobachteten oder post mortem nachweisbaren Ursache und Ausdehnung der Läsion war erforderlich, um eine Einordnung im Sinne der Metamerielehre vornehmen zu können. Symptomatische und pathologisch-anatomische Segmentbestimmung müssen einander ergänzen. Dabei wird nach MATTHAEI (1927) eigentlich nicht die Lage spinaler Zentren untersucht, sondern der Eintritt der rezeptorischen Fasern und der Ort der letzten gemeinsamen Strecke der effektorischen Bahnen im Rückenmark ermittelt.

Beobachtungen von Querschnittsunterbrechungen nach Traumen oder bei Tumoren ließen Rückschlüsse auf die segmentale Innervation der einzelnen Muskeln ziehen. THORBURN (1893) und STARR (1894) bestimmten hierbei zahlreiche sensible Hautfelder. KOCHER (1896) stellte auf die gleiche Weise sein Segmentschema auf (Abb. 1).

Der Mangel dieser Methode lag darin, daß nie genau entschieden werden konnte, wieweit die graue Substanz oberhalb der Quertrennung durch Ödem, hämorrhagische Infarcierung usw. mitgeschädigt war. Supraläsionelle Ausfallserscheinungen führten so leicht zu Fehldeutungen der Segmentbeziehungen. Außerdem ließ sich bei der Sensibilitätsprüfung lediglich die unterste Grenze des

letzten erhaltenen Dermatoms bestimmen. Die proximale Begrenzung des tatsächlich lädierten Segments hingegen war wegen der
Überlagerung der Randzonen nicht zu erfassen.

Die Ergebnisse dieser Befunde benutzte HEAD (1889—1896)
neben den hyperalgetischen Zonen bei Erkrankungen innerer Organe und den Herpeseruptionen, deren Lage und Ausdehnung genau

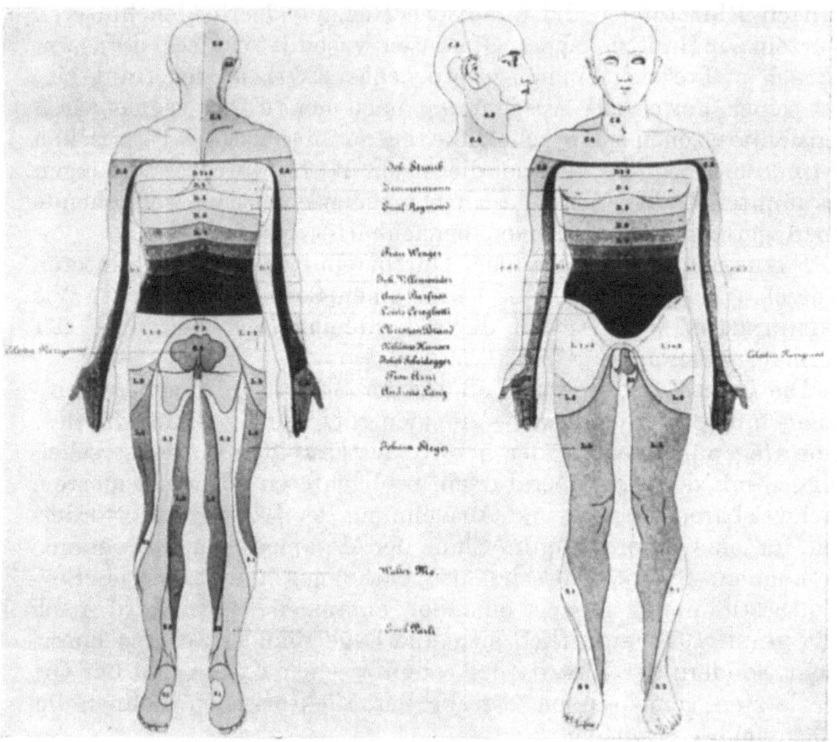

Abb. 1. Sensibilitätsschema nach KOCHER

dem cutanen Distributionsgebiet des erkrankten Spinalganglions
bzw. der zugehörigen hinteren Wurzel entsprach, zur Aufstellung
seines bekannten Dermatomschemas (Abb. 2).

Die Hauthyperalgesien bei Visceralerkrankungen werden dadurch erklärt, daß von den betroffenen Organen fortgesetzt afferente
Erregungen zu den zugeordneten Hinterhornsegmenten strömen,
die hier eine Schwellenerniedrigung sämtlicher Zellen erzeugen.
Auf von der Peripherie her zugeleitete Reize sprechen diese Hinterhornzellen dann abnorm stark an. In den den inneren Organen isomeren Hautzonen lassen sich dabei gut markierbare Schmerzpunkte

auffinden, die die Feststellung der überempfindlichen Hautbezirke
erleichtern (O. FOERSTER). Häufig sind diese nicht bandartig, sondern in Form von Maximalpunkten angeordnet. Den Headschen
Zonen fehlt das Übergreifen der Randfelder. HEAD selbst wies auf
diesen Widerspruch mit den von SHERRINGTON durch die Remaining sensibility-Methode festgestellten Überlagerungen der Hinter-

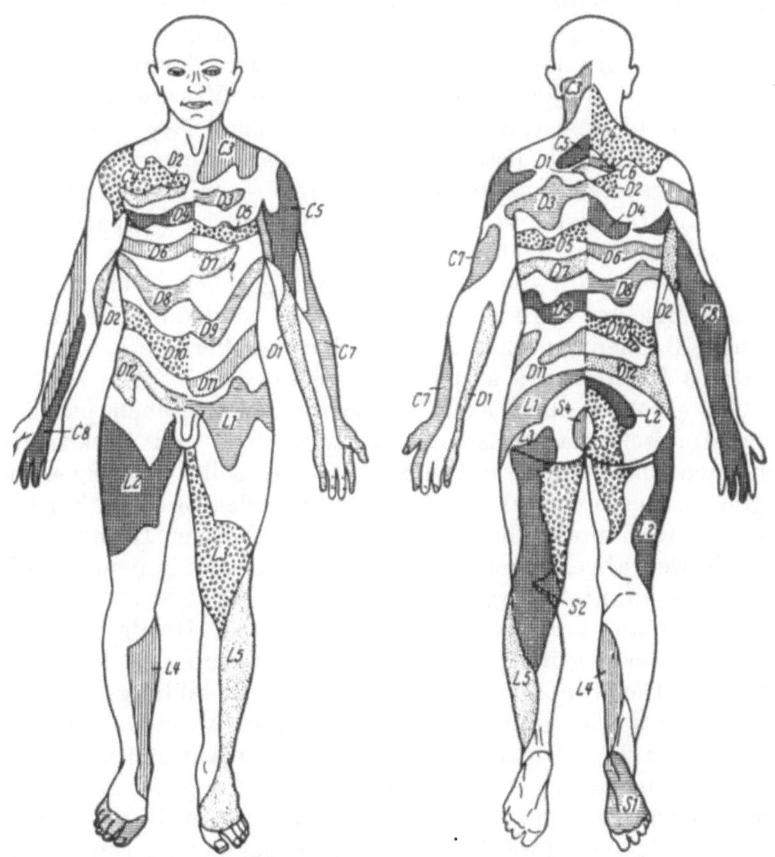

Abb. 2. Sensibilitätsschema nach HEAD

wurzelfelder hin. Die Ansicht, daß seine Zonen im Gegensatz zu den
Wurzelarealen „das Hauptversorgungsgebiet von Rückenmarks-
segmenten repräsentieren", hat sich nicht bestätigt. Spinal- und
Wurzelsegment der Haut sind identisch.

Die Frage, ob die Headschen Zonen echte Dermatome darstellen,
ist bisher immer noch umstritten. Tierexperimentelle Untersuchungen von GASKELL (1886) haben den Nachweis für die segmentäre

Anordnung der autonomen motorischen Innervation der inneren Organe und für die metamere Gliederung der Eingeweide erbracht. HEADS Beobachtungen weisen auf eine zentripetale Nervenverbindung von den Visceralorganen zu ihren Bezugssegmenten hin, über die bei Erkrankungen auf reflektorischem Wege sogenannte viscerosensorische und visceromotorische Reflexe (MACKENZIE 1893) ablaufen, die die Schmerzphänomene der Haut und der Muskulatur auslösen (HANSEN und v. STAA 1938). Der übertragene Schmerz (Referred pain) wird dabei in Hautzonen projiziert, deren segmentale Zuordnung mit derjenigen des erkrankten Visceralorgans im wesentlichen übereinstimmt. In den gleichen Regionen fand WERNOE (1923) durch Kältereize feststellbare Reflexanämien — sogenannte Viscerocutane anämische Zonen —, mit deren Hilfe er die Rückenmarkssegmente, welche den zuführenden sympathischen Nerven entsprechen, nachwies.

BARD (1928) lehnt die von MACKENZIE gegebene Deutung des viscerosensorischen Reflexes ab und betont, daß die Vereinigung der beiden Bahnen zwischen Eingeweiden und Peripherie vor dem Eintritt ins Rückenmark stattfinden müsse.

HILLE (1949) konnte exakte Beziehungen zwischen pathologisch-anatomisch nachweisbaren Krankheiten und Headschen Zonen nicht feststellen und nimmt funktionelle Störungen im biologischen Geschehen als Ursache für die reflektorischen Zeichen an. Diese fand er gewöhnlich nicht in den zugehörigen Hautarealen, sondern in weit abgelegenen Gebieten, und nicht als Zonen, sondern als „Schmerzpunkte" ausgebildet.

Auch nach anatomischen Gesichtspunkten ist „Headsche Zone" ein funktioneller Begriff, „Dermatom" dagegen ein morphologischer (ELZE 1957). Die oft mangelhafte und variable Ausbildung der Hauthyperalgesien sowie die plurisegmentale Innervation der Organe, deren Segmentzugehörigkeit von den einzelnen Autoren außerdem verschieden angegeben wird, lassen die Bedeutung der Zonen zur Bestimmung der Dermatomgrenzen sicher als fragwürdig erscheinen.

Ähnliche Bedenken werden gegen die Festlegung der Dermatomgrenzen durch die Herpeseruptionen (HEAD und CAMPBELL 1900) vorgebracht. Oft beobachtet man gut dargestellte Hautareale. Häufig besteht aber eine nur angedeutete oder über die Segmentgrenzen hinausgehende Ausbreitung der Hauterscheinungen (O. FISCHER 1924). Klinische und histopathologische Untersuchungen haben bis heute die Pathogenese des Herpes zoster nicht restlos geklärt.

Nach Ansicht von BÄRENSPRUNG (1861) liegt dabei eine entzündliche Erkrankung des Spinalganglions vor. VAN DER SCHEER (1913) nimmt eine direkte oder auf reflektorischem Wege zustande-

kommende Reizung sympathischer Nervenzellen im Rückenmarks-
grau an, die vasomotorische Veränderungen der abhängigen Haut-
partien zur Folge hat. Die Topographie des Herpes zoster faßt er
als metamerale periphere Projektion der verschiedenen Rückenmarkssegmente in ihren vasomotorischen Komponenten auf. Die
durch die Herpeszonen ermittelten Dermatomfelder entsprechen
somit einem Schema der von efferenten Vasomotorenfasern versorgten metameralen Hautgebiete, vielleicht auch der anderen
efferenten sympathischen Systeme.

Nach WOHLWILL (1917) wird der Zosterausschlag durch die
Wirkung eines spezifischen neurotropen Virus in einem Wurzel-
bzw. Segmentareal hervorgerufen, dessen vasomotorische und
trophische Innervation durch einen Prozeß im Bereich des zugehörigen viscerosensiblen Reflexbogens — Rückenmarkssegment—
Wurzel—Ganglion—peripherer Nerv — gestört ist.

O. FOERSTER (1936) fand eine auffallende Ähnlichkeit zwischen
der Herpesausbreitung und den bei Reizung der hinteren Wurzeln
auftretenden Vasodilatationsarealen. Neben einer Irritation der
vasodilatatorischen Fasern hält er eine Erkrankung von trophischen
parasympathischen Hinterwurzelfasern, welche in den Spinal-
ganglien eine Unterbrechung durch Zwischenschaltung erfahren
(KEN KURÉ 1929) oder durch sie hindurch zur Haut ziehen, für
wahrscheinlich. Die Herpeszonen stellen demnach trophische
Dermatome dar, deren Grenzen nicht vollkommen mit den sensiblen
Dermatomen identisch sind.

Auch PETTE (1949) vertritt die Meinung, daß die Lokalisation
der Zosterbläschen auf der Haut mehr den Arealen der vegetativen
Innervation, die bekanntlich nicht mit denjenigen der sensiblen
Nerven übereinstimmen, entspricht, da auf Grund der histologischen
Befunde ein bevorzugtes Befallensein der vegetativen Elemente
des Spinalganglions festgestellt wurde (BIELSCHOWSKY 1914,
HIRT 1928 u. a.).

Von klinischer Seite konnten in den letzten Jahren weitere
Erkenntnisse über die Segmentinnervation durch die Untersuchungen und Operationsbefunde bei Bandscheibenerkrankungen gewonnen werden. Wichtig war die Feststellung von KEEGAN (1943),
FALCONER, GLASGOW und COLE (1947) u. a., daß bei diesen meistens
ausgesprochen monoradikulären Läsionen Sensibilitätsstörungen
im Sinne der Hypästhesie oder Hypalgesie nachweisbar waren und
die bisher gültige Meinung, der Ausfall nur einer Wurzel verursache
keinen mit den üblichen Methoden auffindbaren Sensibilitätsausfall,
nicht zutraf. Das von KEEGAN und GARRETT (1948) mitgeteilte
Dermatomschema ähnelt dem von EDINGER und zeigt deutliche

Abweichungen gegenüber den von BOLK, SHERRINGTON, HEAD, FOERSTER u. a. gefundenen Segmentzonen. REISCHAUER (1949) korrigierte in diesem Schema die Lage des L_5-Dermatoms, das am Fuß die ganze Großzehe einnimmt, und äußerte wie WEBER (1948) Vorbehalte bezüglich der für die obere Extremität festgelegten Hautfelder.

Zur Bestimmung der Dermatomgrenzen im Schulter-Armgebiet verwandten KEEGAN (1947) und FALCONER (1950) neben den Hypal-gesiezonen, die sie durch Novocainblockade der einzelnen Nerven-wurzeln überprüften, auch die Ausbreitung der Schmerzprojektion entsprechend der Vorstellung, daß bei einer Wurzelkompression die entstehende Neuralgie lediglich im zugehörigen Dermatom ver-spürt wird. CERNY (1947) ließ die Ausdehnung der Schmerzen oder Parästhesien von den Kranken selbst mit Fettstift auf die Haut zeichnen. Die mit dieser „Autodermographie-Methode" festgestell-ten Areale bestätigten angeblich die Angaben KEEGANS. Bereits vorher hatte KELLGREN (1939) nach Injektion von 6% Kochsalz-lösung an die Wurzelaustrittsstellen von C_5 bis L_5 versucht, die Lokalisation der dabei auftretenden Schmerzen in Körperschemata einzuzeichnen. An der Halswirbelsäule wurden diese Selbstversuche von NISBETH (1954) wiederholt.

Die dabei nachweisbare Schmerzreaktion ist aber wie beim cervicalen Bandscheibenprolaps nicht nur Ausdruck einer isolierten Wurzelirritation, sondern wird durch vegetative Komponenten beeinflußt (DÖRING 1949, REISCHAUER 1949, PIA und TÖNNIS 1953 u. a.). Bei Halswirbelsäulenerkrankungen sind die rein segmen-talen Schmerzfelder durch die Sympathicusreizung verdeckt und nicht so scharf akzentuiert radikulär geformt wie bei den Ischialgien. Cervical können viel häufiger mehrere Wurzeln lädiert sein. Der Vorgang der allmählicher einsetzenden und chronischer verlaufenden Nervenwurzelreizung soll außerdem die Schmerzempfindung modu-lieren und die unterschwellige Irritation nicht den ganzen Querschnitt der Wurzel gleichmäßig stören, so daß der Schmerz hier viel seltener den gesamten Dermatomstreifen erfüllt (KUHLENDAHL 1957).

Als Schmerzeinstrahlungszonen bei Reizung der 6. Cervical-wurzel gelten heute die radiale Seite des Vorderarms und der Dau-men, bei Irritation der 7. Cervicalwurzel die dorsale oder volare Seite des Vorderarms mit Zeige- und Mittelfinger und bei Läsion der 8. Cervicalwurzel die ulnare Partie des Vorderarms mit Ring- und Kleinfinger (YOSS, CORBIN, MCCARTY und LOVE 1957).

Die Segmentabhängigkeit der Reflexe ist bekannt und bestätigte sich auch bei den cervicalen und lumbalen Bandscheibenerkran-kungen. Eine Reihe wichtiger Muskeleigenreflexe fällt aus oder ist abgeschwächt, wenn nur eine einzige Nervenwurzel betroffen ist. Störungen des PSR finden sich bei L_4-Schädigungen, des ASR bei S_1-Schädigungen. BRONISCH (1953) bezeichnet den Ausfall des Tibialis posterior-Reflexes als typisch für eine Läsion der 5. Lumbalwurzel. Am Arm ist der Bicepsreflex bei Prozessen an der 5. und 6. Cervicalwurzel gestört, der Tricepsreflex bei solchen der 7. und 8. Cervicalwurzel.

Die Reflexstörungen bei monoradikulären Schädigungen versucht SCHLIACK (1958) dadurch zu erklären, „daß die Afferenzen dieser Reflexe wenigstens zum Teil enger gebündelt verlaufen als die Efferenzen, die natürlich den am Reflex beteiligten Muskeln entsprechen". Wie die Befunde bei lumbalen Bandscheibenerkrankungen zeigen, variieren aber sowohl die vorderen als auch die hinteren Faseranteile der einzelnen am Reflexbogen beteiligten Segmente. Dafür spricht die Tatsache, daß — abgesehen von den variablen Reflexbefunden — die sensiblen und motorischen Ausfallserscheinungen stark wechseln. Beim S_1-Prolaps z. B. kann der ASR mehr oder weniger abgeschwächt oder auch ganz ausgefallen sein. Dabei findet sich manchmal nur eine geringe Fußbeugerschwäche, seltener auch eine totale Lähmung. Dasselbe gilt für die Sensibilitätsausfälle, die alle Übergänge von leichter Hypalgesie bis zur Analgesie im S_1-Band erkennen lassen. Das ist teilweise durch den Grad der vorliegenden Wurzelschädigung, d. h. durch eine Teilläsion oder Totalläsion, verursacht. Die Hauptbezugswurzel für die Fußbeuger kommt meistens aus dem S_1-Segment. Bei anlagemäßigen Segmentverschiebungen, die die Prä- oder Postfixation der Nervenplexus bedingen, kann aber der cranial oder caudal von S_1 gelegenen Nervenwurzel die Hauptbedeutung für diese Muskelgruppe zukommen. Hierbei hat der S_1-Prolaps nur geringfügige Ausfallserscheinungen und keine oder nur leichte Reflexstörungen zur Folge. In anderen Fällen konnten wir sichere S_1-Prolapse mit negativem ASR ohne jede Sensibilitätsstörung und umgekehrt solche mit deutlicher Hypalgesie im Dermatom S_1 ohne Beeinträchtigung des ASR beobachten. Auch diese Befunde lassen sich — abgesehen von der Möglichkeit, daß isoliert die vordere oder hintere Wurzel geschädigt sein kann — durch die Prä- oder Postfixation der Nervenplexus und die dadurch bedingte Variabilität der Wurzelbezüge erklären.

Die Kenntnisse über die Segmentinnervation der Extremitätenmuskeln konnten durch systematische Untersuchungen von cervicalen und lumbalen Bandscheibenerkrankungen erweitert werden. GRONEMEYER (1951) beschrieb die isolierte Abductor-Opponens-Atrophie des Daumenballens als Auswirkung einer Kompression der Wurzeln C_6 und C_7 bei Spondylarthrosis deformans der unteren Halswirbelsäule. GRZAN (1953) führte bestimmte Formen der Zwerchfellrelaxation auf Schädigungen der 4. und 5. Cervicalwurzel zurück. Von SCHLIACK (1955) wurde besonders auf die Bedeutung der monoradikulär innervierten „Kennmuskeln" hingewiesen, die bei Läsionen der zugehörigen Nervenwurzel vollständig atrophieren und dadurch wichtige Anhaltspunkte für die Höhendiagnostik geben. Als typisch für den Ausfall der 7. Cervicalwurzel bezeichnete er die von GRONEMEYER beschriebene Atrophie des Musculus abductor pollicis brevis, dessen monosegmentale Innervation — allerdings von Th_1 — bereits O. FOERSTER erwähnte. Auf Grund chronaximetrischer Untersuchungen der gesamten Unterschenkelmuskulatur bei lumbalen Bandscheibenprolapsen fand SCHLIACK als Kennmuskel für S_1 den Musculus fibularis brevis und für L_5 den Extensor hallucis longus sowie oft außerdem den Extensor digitorum brevis. Die Parese und Atrophie des Musculus quadriceps femoris — bevorzugt des Vastus medialis — kennzeichnet die Schädigung der 4. Lumbalwurzel. Atypische Muskelinnervationen durch anlagemäßig bedingte Segmentverschiebungen kommen im Lumbosacralgebiet nicht selten vor.

Elektromyographische Untersuchungen ermöglichten bei Wurzelläsionen eine genaue Höhendiagnostik. In denervierten Muskeln tritt ein Fibrillieren auf, das äußerlich nicht sichtbar ist, und das sich nur durch die Aufzeichnung der Aktionspotentiale nachweisen läßt. Im Ruhezustand können aus einem gesunden Muskel mit einer monopolaren Nadelelektrode keine Aktionsströme abgeleitet werden. Der denervierte Muskel zeigt aber etwa 2 Wochen nach einer Verletzung der Nervenwurzel mono- und diphasische Spikes von 1 bis 2 m/sec Dauer und einer Amplitude von 5 bis 100 uV, die mit einem Rhythmus von 2 bis 20 Hz auftreten. SHEA, WOODS und WERDEN (1950) prüften bei cervicalen und lumbalen Wurzelkompressionen die von den verschiedenen Segmenten aus innervierten Muskeln und bestimmten durch den Nachweis der Fibrillationen den Sitz der Wurzelläsion. DE SMEDT (1951) verwandte bei Untersuchung der Beinmuskeln und Ableitung mit Oberflächenelektroden die Seitenunterschiede in der Ausprägung der Aktionspotentiale bei stärkster Willkürinnervation zur Segmentbestimmung. Aktionsstromveränderungen im Musculus tibialis anterior und den kurzen Zehenstreckern bezeichnen MARGUTH, ORBACH und VETTER (1955) als typisch für eine L_4-Schädigung. Bei L_5-Läsionen beobachteten sie Abweichungen der Potentiale im Bereich der kurzen Zehenbeuger und — analog den chronaximetrischen Untersuchungen — auch im Musculus extensor hallucis longus. Für den Ausfall der S_1-Wurzel charakteristisch fanden sie übereinstimmend mit SCHLIACK eine Änderung der Aktionspotentiale des Musculus fibularis brevis.

Die Entwicklung der Röntgentechnik trug wesentlich zur Vervollständigung der klinischen Erkenntnisse und zur genaueren Bestimmung der Höhenlokalisation spinaler Prozesse bei. Die als Übergangs-, Assimilations- oder überzählige Wirbel bekannten Varietäten, durch die die Zahl der präsacralen Wirbel zwischen 23

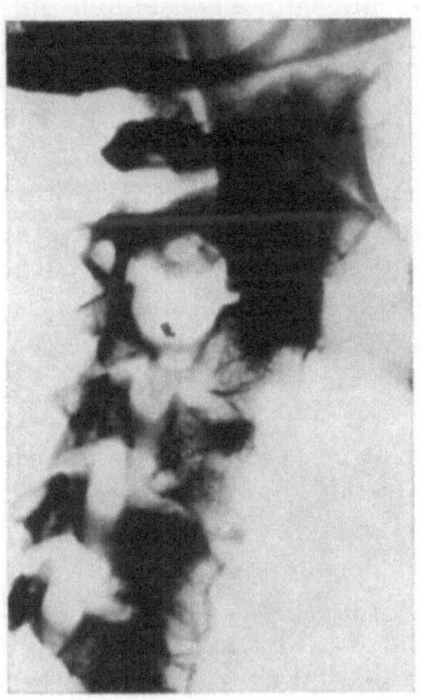

Abb. 3. Erweiterung des Intervertebralforamen $C_{2/3}$ bei Sanduhrneurinom der 3. Cervicalwurzel

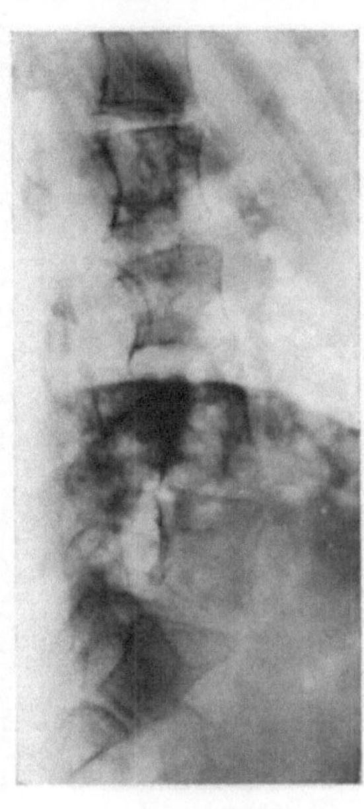

Abb. 4. Dorsale Exkavationen der Lendenwirbelkörper bei spinaler Meningeomatose

und 26 wechseln kann (ELZE 1929, WEISS 1930, BERMOND 1931, MITCHELL 1936, STEININGER 1938, VEIT 1947 u. a.), lassen sich röntgenologisch durch Ganzaufnahmen der Wirbelsäule differenzieren (HASSELWANDER 1937). Sie erklären scheinbare Abweichungen der Segmentinnervation (ANDREW 1954) und auch Verschiebungen der Plexuswurzelbezüge in cranialer oder caudaler Richtung (FRETS 1911).

GOETTE (1932) und v. KOVACS (1938) wiesen auf die Bedeutung der Röntgendarstellung der cervicalen Zwischenwirbellöcher für die Diagnostik hin. DUUS, KAHLAU und KRÜCKE (1948—1951) führten pathologisch-anatomische und histologische Untersuchungen an den eingeengten Foramina intervertebralia der Hals- und

Lendenwirbelsäule durch und beschrieben im Zusammenhang mit den hierdurch bedingten klinischen Erscheinungen die dabei charakteristischen röntgenologischen Veränderungen. Eine isolierte Erweiterung eines cervicalen Zwischenwirbelforamen (Abb. 3) ist beweisend für ein Sanduhrneurinom der zugehörigen Halswurzel (GULEKE 1930, TÖNNIS und NITTNER 1954, MÜLLER und GROTE 1957 u. a.). HIPP (1958), TÖNNIS, FRIEDMANN und NITTNER (1958) sowie ROHR und HOFFMANN (1959) fanden als pathognomonisches Zeichen bei langsam wachsenden intraspinalen Tumoren dorsale Exkavationen (Abb. 4) der anliegenden Wirbelkörper.

Der Nachweis dieser Befunde im Röntgenbild läßt nur mit Wahrscheinlichkeit — bei entsprechender klinischer Symptomatik — auf eine Mitbeteiligung des Nervensystems schließen. Beweisende Rückschlüsse liefert dagegen die Kontrastmitteldarstellung des Spinalkanals, die von DANDY (1919) als Gasmyelographie empfohlen und von SICARD und FORESTIER (1921) als positive Myelographie mit Hilfe eines 40% Jodöls erstmals durchgeführt wurde. Zur Darstellung des lumbalen Spinalkanals, besonders zum Nachweis von Bandscheibenprolapsen, bedient man sich heute — falls erforderlich — der Myelographie mit dem wasserlöslichen Abrodil (GROTE 1955, REINHARDT und PANTER 1955, WORINGER, THOMALSKE und BAUMGARTNER 1956 u. a.). In der Tumordiagnostik liefert bei kompletten und inkompletten Obstruktionen die Ethiodan- oder Pantopaque-Myelographie (Abb. 5) die besten Ergebnisse (DECKER 1954, SCHLEGEL 1956, TUCKER 1956 u. a.). Trotz wesentlicher Fortschritte auf dem Gebiet der allgemeinen Neurologie ist eine gezielte neurochirurgische Intervention bei tumorösen intraspinalen Prozessen nur nach Anwendung dieser Röntgenkontrastverfahren durchführbar, da in vielen Fällen die vorliegende Symptomatik inkomplett und eine genaue Höhenlokalisation mit klinischen Methoden allein nicht möglich ist.

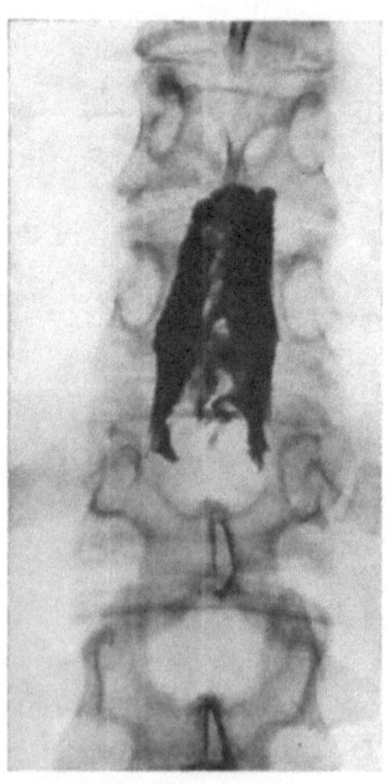

Abb. 5. Pantopaque-Myelogramm. Totaler Stop bei BW12 (Caudaependymom)

Im vorhergehenden wurden die zur Erforschung der Segmentinnervation angewandten Methoden kurz geschildert. Bei vergleichender Betrachtung der Angaben über die Nervenwurzelbezüge der

Muskulatur (BOLK, FLATAU, O. FOERSTER, BING u. a.) sowie der verschiedenen Dermatomeinteilungen (BOLK, SHERRINGTON, KOCHER, HEAD, EDINGER, FLATAU, O. FOERSTER, DEJERINE-HANSEN, KEEGAN-GARRETT, CLARA, KRAYENBÜHL u. a.) fallen besonders an den Extremitäten in den Schemata der einzelnen Autoren erhebliche Unterschiede auf. Das läßt die Frage stellen, weshalb bisher ein allgemeingültiges Segmentschema sowohl für die Muskel- als auch für die Hautinnervation nicht gefunden werden konnte.

Die Methoden, die zur Klärung der Segmentbeziehungen verwendet wurden, waren verschieden. Anatom, Physiologe und Kliniker erforschten mit verschiedenen Mitteln und auf verschiedenen Wegen die Nervenwurzelgebiete und die feinsten Nervenverzweigungen in der Haut und der Muskulatur.

Der anatomischen Präparation waren in der Cutis, in der die Überlagerung der Dermatomrandzonen stattfindet, im Bereich der Extremitätenplexus und im Endaufzweigungsgebiet der Muskulatur Grenzen gesetzt. Am Rumpf war eine Freilegung einzelner Nervenfasern schon eher möglich. Auch die Nervenmuskeläste ließen sich hier viel leichter verfolgen als an den Extremitäten. Die im Tierexperiment und bei Verletzungen des Menschen durchgeführten histopathologischen Untersuchungen konnten zwar den Ausfall der Muskelnerven nachweisen, die Degeneration der sensiblen Elemente in der Haut war aber durch mikroskopische Methoden nicht restlos zu klären. Außerdem fanden sich beim Menschen nur selten streng segmental lokalisierte Schädigungen, da bei Querschnittsläsionen die hämorrhagische Infarcierung oder das Ödem auf die Nachbarsegmente übergriff. Eine genaue Abgrenzung der Rückenmarkssegmente selbst war nicht möglich. Teilweise bezeichnete man die Ein- bzw. Austrittsstelle der Wurzeln, teilweise die Mitte zwischen benachbarten Wurzeln als Grenzzone. Dieselben Schwierigkeiten bestanden für die Einordnung der klinisch feststellbaren Symptome bei Querschnittsgelähmten durch Traumen, Tumoren, Syringomyelie usw.

Die durch die physiologischen Untersuchungsmethoden im Tierversuch gewonnenen Erkenntnisse haben nicht vorbehaltlos auch für den Menschen Gültigkeit. Die Segmentbezüge der Muskeln sind bei den einzelnen Tierarten verschieden und können nicht ohne weiteres auf den Menschen übertragen werden. Erst recht aber gilt das für die Bestimmung der einzelnen Dermatomfelder, deren Nachweis beim Tier viel größere Schwierigkeiten bereitet als beim Menschen.

Die Festlegung der Dermatomgrenzen durch die Headschen Zonen und die Herpeseruptionen konnte allein deshalb keine Übereinstimmung mit den sensiblen Hautarealen ergeben, weil es sich hierbei wahrscheinlich um Auswirkungen der vegetativen Innervation handelt, deren Distributionsgebiet in der Haut nicht identisch ist mit der Aufzweigung der sensiblen Fasern. Abgesehen davon stellen die hyperalgetischen Zonen und die Herpesbläschen eine Reaktion auf eine mehr oder weniger starke Nervenirritation dar, während durch die anderen Methoden die Folgen ausgefallener Nervenfunktionen untersucht wurden. Solange die Pathogenese dieser häufig unvollständig ausgebildeten Erscheinungen aber nicht eindeutig geklärt ist, ist eine kritische Einstellung gegen ihre Verwendung zur Dermatombestimmung angezeigt.

Die von O. FOERSTER erstmals in großem Rahmen bei rhizotomierten Patienten vorgenommenen Dermatomuntersuchungen müssen besonders hervorgehoben werden. Die genaue Kenntnis der Lage der durchtrennten bzw. erhaltenen Wurzeln und die Gewißheit, daß mit der Wurzeldurchschneidung alle sensiblen Fasern des betreffenden Segments deafferentiert waren, gab diesen Befunden objektiv zu bewertende Beweiskraft, die keiner der anderen bis dahin durchgeführten Untersuchungsmethoden zuzusprechen war.

An den Beinen haben inzwischen die Beobachtungen bei lumbosacralen Bandscheibenprolapsen eine weitgehende Klärung der Haut- und Muskelinnervation herbeigeführt. Die Kontrolle durch den Operationsbefund objektivierte die klinischen Feststellungen und bestätigte auch das Vorkommen atypischer Nervenversorgung durch variable Wurzelbezüge.

Im Cervicalgebiet liegen im Gegensatz dazu nur selten streng monoradikuläre Läsionen durch Bandscheibenprotrusionen vor. Hier erscheint die Symptomatik durch Irritation mehrerer Wurzeln und durch die Beteiligung sympathischer Nerven verwischt. Meistens bestehen lediglich Teilschädigungen der Nervenwurzeln, die natürlich keinen kompletten Segmentausfall zur Folge haben. Weder die motorischen noch die sensiblen Reiz- oder Ausfallserscheinungen bei cervicalen Bandscheibenerkrankungen können deshalb als Grundlage für ein Segmentschema verwertet werden.

Mit den anderen Methoden war eine Bestimmung der Segmentinnervation hier ebenfalls sehr schwierig. Schon KOCHER wies darauf hin, daß bei Querschnittsgelähmten die Zonen innerhalb der Cervicalwurzeln nicht sicherzustellen waren, da die Läsionen oberhalb des 4. Halssegments absolut tödlich verliefen, und bei Totaldurchtrennungen zwischen C_5 und D_1 der Verletzte nur für kurze Zeit am Leben blieb. HEAD erwähnt, daß im Ausbreitungsgebiet der 5. bis 8. Cervicalwurzel niemals hyperalgetische Hautreaktionen auftraten. An den Extremitäten benutzte er zur Aufstellung seiner Dermatomfelder deshalb die Herpesbänder in der irrtümlichen Annahme, es seien die gleichen Zonen wie bei den Erkrankungen der inneren Organe.

Diese Erörterungen zeigen lediglich die den angewandten Methoden anhaftenden Vorteile oder Mängel auf. Davon abgesehen aber muß berücksichtigt werden, daß von den einzelnen Richtungen aus verschiedene Funktionen des Nervensystems untersucht wurden. Die Berührungsempfindung deckt sich nicht mit der Schmerzempfindung, und die vasomotorischen Zonen gleichen nicht den trophischen Zonen. Der von einem erkrankten Visceralorgan ausgehende Reiz ist etwas ganz anderes als die Entzündung der Spinalganglienzellen beim Herpes zoster und wieder etwas ganz anderes als die Kompression der Nervenwurzeln beim Bandscheibenprolaps. Es darf deshalb nicht überraschen, wenn der Anatom mit dem Seziermesser oder im mikroskopischen Präparat zu anderen Resultaten gelangt als der Physiologe mit dem Induktionsgerät oder der Kliniker bei der Sensibilitätsprüfung. Ihre Ergebnisse müssen sich ergänzen, sie können nicht übereinstimmen (ELZE).

II. Eigene Untersuchungen über die sensible und motorische Innervation der Cervicalsegmente

Wenn von klinischer Seite aus versucht wird, weitere Beiträge zur Erforschung der Segmentinnervation zu liefern, so sind — falls diesen Untersuchungen Allgemeingültigkeit zukommen soll — einige Vorbedingungen zu stellen:

Bei den zu untersuchenden Patienten müssen genau lokalisierbare und totale Segmentschädigungen vorliegen. Als Segmentbegriff wird die Gesamtheit der in der einzelnen Nervenwurzel enthaltenen Nervenfasern anerkannt. Teilläsionen dürfen nicht berücksichtigt werden, da sie keine klaren Ergebnisse zeigen.

Die Befunde müssen im Rahmen einer Reihenuntersuchung erhoben und durch wiederholte Prüfungen bestätigt sein. Einzelergebnisse haben keine Beweiskraft.

Unter diesen Voraussetzungen wurden zur Klärung der Segmentinnervation im Cervicalgebiet die an der Neurochirurgischen Klinik Bonn wegen Torticollis spasticus oder anderer Erkrankungen rhizotomierten Patienten und die Verletzten mit traumatischen cervicalen Wurzelausrissen untersucht. Bei den Rhizotomierten bietet die bei der Operation vorgenommene Wurzeldurchschneidung die Gewähr für die Totalschädigung der Nervenfasern und für die Kenntnis der Höhenlokalisation der Läsion.

Die cervicalen Wurzelausrisse sind intradural gelegene Abrisse der Nervenwurzeln, die durch abrupten Zug am Armnervengeflecht zustande kommen. Sie sind Folge von stumpfen Gewalteinwirkungen, bei denen ein Aufprallen der Schulter oder eine ruckartige Schleu-

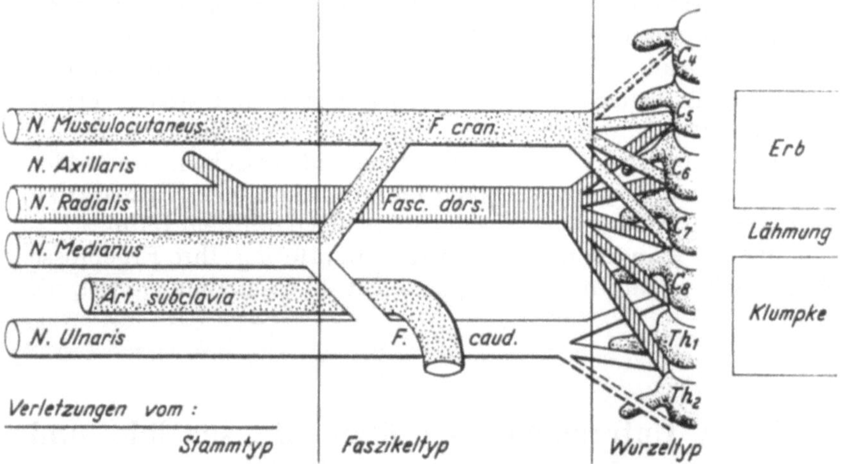

Abb. 6. Schematische Übersicht über die Verletzungstypen des Plexus brachialis

derbewegung des Armes erfolgt. Klinisch zeigen sie das Bild der partiellen oder totalen Armplexuslähmung, sind aber bei genauer Untersuchung auf Grund der typisch radikulären Symptomatik von der peripheren Plexusschädigung zu unterscheiden. Trotz der Zunahme derartiger Verletzungen in den letzten 20 Jahren ist das Krankheitsbild noch weitgehend unbekannt und wird im allgemeinen für die übliche periphere Plexuslähmung gehalten (Abb. 6).

Eine der ersten Beschreibungen einer derartigen Verletzung stammt von FRAZIER und SKILLERN (1911). Einem Arzt war ein aus dem 4. Stockwerk herabstürzender Mann auf die Schulter gefallen. Danach bestand eine vollkommene Armlähmung mit heftigen Schmerzparoxysmen, zu deren Beseitigung die Durchschneidung der hinteren Wurzeln des Plexus brachialis beabsichtigt war. Bei der Operation fanden sich, obwohl keine Knochenverletzung vorlag, die vorderen und hinteren Wurzeln des 6. bis 8. Halssegmentes von der Medulla abgerissen.

CADWALADER (1915), REICHLE (1920) und SCHNECK (1928) beobachteten „subcutane Plexuszerreißungen" nach Transmissionsverletzungen. Sie vermuteten den Sitz der Schädigung „neben der Dura" oder „innerhalb der Wirbel", da sich bei der operativen Revision die Wurzeln völlig degeneriert zeigten.

DEMMER (1929), FONTANESI (1932) und BONOLA (1936) bezeichneten die Plexuslähmung als eine typische Motorradverletzung. SCHUM (1936) stellte in einem solchen Falle bei der Operation einen „extraspinalen, intraduralen Plexusausriß" fest.

Auf Grund von Untersuchungen an Leichen konnte ADSON (1922) durch Drehen und Ziehen am Arm in den verschiedenen Richtungen Zerreißungen der Nervenbündel in unterschiedlicher Höhe nachweisen. Zug mit Vorwärtsrotation durchtrennte zuerst die 7. Cervicalwurzel, dann die 6. und 5. distal vom Ganglion und proximal vom formierten Nervenstrang. Beim Rückwärtsdrehen von Hand und Arm erfolgte zunächst eine Schädigung der 1. Thoracalwurzel, später ein vollständiger Abriß des 8., 7. und eventuell auch 6. Spinalganglions. Ziehen an der Schulter nach unten mit Gegenzug am Kopf und Hals bewirkte nach Verletzung der Faszie, des Epineuriums und der Blutgefäße ein Zerreißen der 5., später der 6., 7., 8. Cervical- und 1. Thoracalwurzel, immer etwa in Höhe des Ganglions.

In einer gemeinsamen Studie führten HARRIS, JEFFERSON und Mitarbeiter (1930) die schweren Plexusschädigungen bei Motorradunfällen oder Fall in rotierende Maschinenteile auf einen Abriß unmittelbar nach dem Austritt der Nervenwurzeln aus den Foramina intervertebralia zurück. Der Meinung von FIEUX, der, gestützt auf Messungen an der Leiche, ein Durchreißen der Plexuswurzeln in der Reihenfolge von oben nach unten an annähernd gleicher Stelle und mit gleich langen Stümpfen vermutete, stimmte JEFFERSON nicht immer zu. Für C_7 gab er infolge der Kürze und der fast horizontalen Lage den Sitz des Risses häufig intravertebral an. In seltenen Fällen fand er wie NIEDERLE (1937) an der 5. und 6. Wurzel eine Rupturierung im intraduralen Bereich.

HEIDRICH und KÜTTNER (1931) nahmen bei Unfällen, die mit gewaltsamer Abduktion und Elevation des Armes einhergehen, neben einer Kompression des Nervengeflechts eine Zerrung der Rückenmarkswurzeln mit intraneuralen Zerreißungen als Hauptursache der Plexusläsion an. Demgegenüber hielt STAHL (1936) bei stumpfen Traumen eine Druckschädigung der Nerven durch das Schlüsselbein auf der 1. Rippe (BARDENHEUER 1909) nur bei der unteren Plexuslähmung für möglich. Für die obere Plexusschädigung lehnte er diesen Verletzungsmechanismus ab, weil der Spalt zwischen Clavicula und 1. Rippe nach lateral zu so weit ist, daß eine Abquetschung nicht vorkommt. Abgesehen von einem Abriß an der Austrittsstelle der Dura, gab er, gestützt auf seine Operationserfahrungen, die Zerreißungsstelle der Nerven meist weiter lateralwärts an und erklärte sie durch die den Hals von oben außen nach innen unten treffende Gewalteinwirkung, die eine Zerquetschung der Wurzeln auf den Querfortsätzen der Wirbel bedingte.

Bei der Geburt kommen Abrisse der Nervenwurzeln im Spinalkanal als Folge von Zugverletzungen nach der Meinung von KOLODNY (1941) gelegentlich vor. Beim Erwachsenen spielt dieser Verletzungstyp wegen der mehr nach abwärts gerichteten Stellung der Querfortsätze und der besseren Fixierung der Wurzeln im Intervertebralkanal seiner Ansicht nach keine Rolle. Hier soll die Läsion meist im Gebiet des Plexus selbst liegen und Auswirkung von Blutungen und narbigen Verwachsungen sein. Auf die Ähnlichkeit des Unfallherganges bei den traumatischen Wurzelabrissen mit den Schädigungen des Plexus brachialis bei der Geburt weisen ebenfalls ALAJOUANINE, THUREL und LHERMITTE (1949) hin.

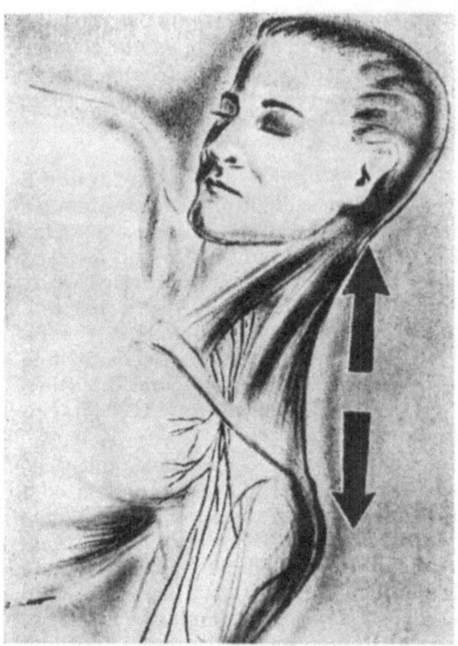

Abb. 7. Verletzungsmechanismus beim Ausriß der oberen Plexuswurzeln (nach TRACY)

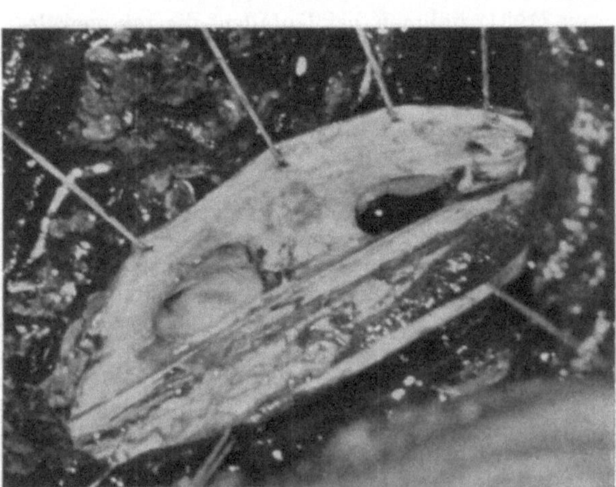

Abb. 8. Operationsphoto. Laminektomie und Eröffnung der Dura. Große leere Wurzeltaschen bei intraduralem Wurzelabriß

Nach DAVIS, MARTIN und PERRET (1947) treten bei stumpfen Schultertraumen, besonders wenn der Kopf zur entgegengesetzten Richtung geneigt ist, Rupturen durch Überdehnen der Nerven bevorzugt an den oberen Wurzeln und Plexussträngen auf (Abb. 7). BARNES (1949) beschrieb diesen Unfallmechanismus bei Motorradfahrern und beobachtete Schädigungen der oberen Wurzeln, wenn der Arm und die Schulter nach unten gedrückt wurden. Untere Wurzelläsionen stellten sich ein bei Verlagerung des Arms nach hinten unter gleichzeitiger Drehung des Kopfes zur Gegenseite. Zerrungen der Nerven fand er häufiger als Zerreißungen.

Die Fixation der Cervicalwurzeln im Bereich der Dura und Intervertebrallöcher wurde durch FRYKHOLM (1951) genauer untersucht. Normalerweise schützen ligamentäre Verbindungen in Form von periradikulären und epineuralen Umscheidungen die Nervenwurzeln, so daß sich an diesen ein an den Plexussträngen angreifender Zug nicht auswirken kann. FRYKHOLM konnte zeigen, daß der Bewegung des Schulterblatts beim Zustandekommen der Wurzelausrisse entscheidende Bedeutung zukommt. Bei fixierter Scapula machten sich auch nach extremen Bewegungen im Schultergelenk keine Zugwirkungen an den Nervenwurzeln bemerkbar. Nur nach Entfernung der Processus articulares, des Epineurium und der radikulären Umscheidungen gelang es, die Plexusstämme oder Wurzeln durch forcierten Zug am Arm zu zerreißen.

RÖTTGEN gab 1952 bei einer Mitteilung von 4 Operationsbefunden intraduraler Wurzelausrisse an Hand eines Operationsphotos erstmals eine genaue Beschreibung der Traumaauswirkung im intraspinalen Gebiet. Bei allen Verletzten waren ohne klinisch nachweisbare Schädigung des Rükkenmarks die Plexuswurzeln am Halsmark heraus- oder abgerissen (Abb. 8). „Das war nur so zu erklären, daß die Zugwirkung abrupt eintrat und die Wurzelfäden abbrachen, womit sich die Gewalt erschöpfte und nicht auf das Mark fortpflanzte.“

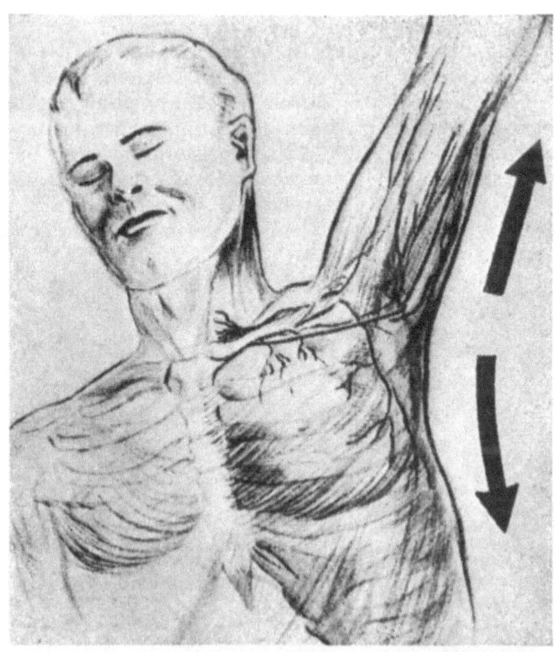

Abb. 9. Verletzungsmechanismus beim Ausriß der unteren Plexuswurzeln (nach TRACY)

Gleiche Operationsberichte wurden 1953 von JAEGER und WHITELEY mitgeteilt. In der Folge erschienen weitere Fallmitteilungen von LISZKA (1955), SARTESCHI (1955), TIRA (1955) und WASCHULEWSKI (1956), bei denen als Ursache dieser Verletzungen immer wieder auf den Motorradsturz hingewiesen wurde.

In einer Zusammenstellung von 20 Fällen gesicherter Wurzelausrisse gab ROHR (1958) zum Verletzungsmechanismus an, daß es bei derartigen Unfällen zum Anprall der Schulter gegen einen Baum oder ein anderes Hindernis kommt, wobei gleichzeitig der Kopf zur entgegengesetzten Seite geneigt wird. Infolge des Rückpralls der Schulter entsteht die plötzliche Zugwirkung am Armnervengeflecht, die dadurch verstärkt wird, daß der Körper entsprechend dem Trägheitsmoment weiter nach vorne geschleudert wird (SCHELLER 1953). Bei den Transmissionsverletzungen

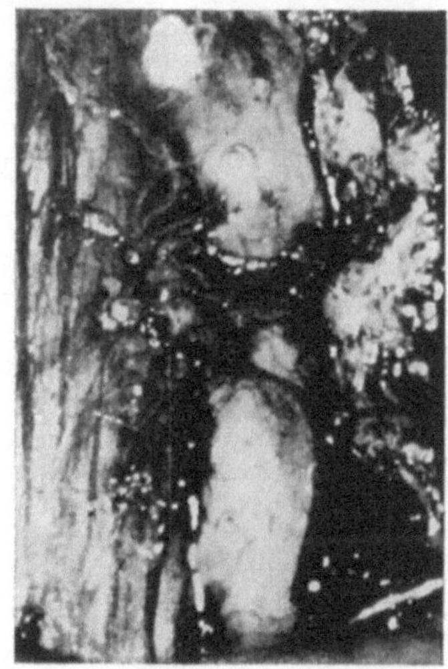

Abb. 10. Operationsphoto. Aufsicht auf die Dura nach Laminektomie. 2 große, durch Gewebsproliferation entstandene Wurzeltaschen

führt die gewaltsame Abduktion und Elevation des Armes die forcierte
Zerrung des Nervenplexus herbei (Abb. 9). Die sich bei diesen Traumen
auswirkenden Gewalten können im Leichenversuch nicht angewandt werden,
da z. B. beim Sturz durch das Beschleunigungsmoment erst die abrupte
Zugwirkung entsteht, deren Fortpflanzung und Auswirkung die Leichenstarre
entgegenwirkt. An der Halswirbelsäule bedingt die ruckartige Verschiebung
der Skelettanteile eine Zerreißung des die Nervenwurzeln fixierenden
Bandapparates und der periradikulären Umscheidungen. Die Rupturierung
der Nerven erfolgt am Orte des geringsten Widerstandes. Das ist da, wo sie

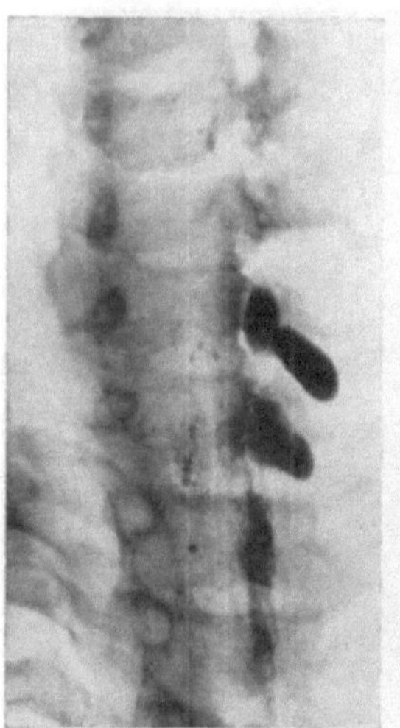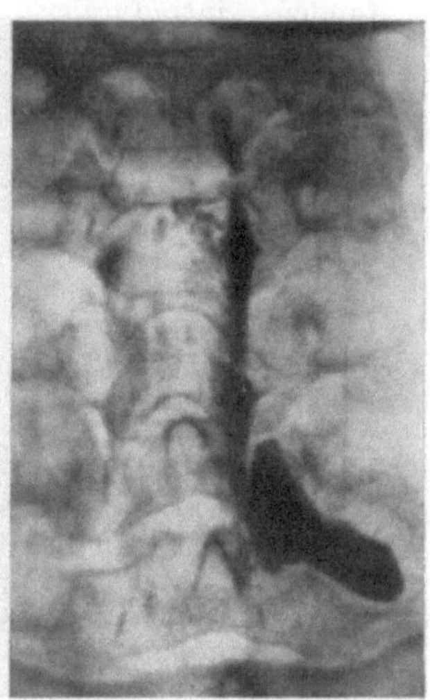

Abb. 11. Pantopaque-
Myelogramm. Darstel-
lung von Wurzeltaschen
in Höhe von C$_8$+Th$_1$
(Beobachtung 52)

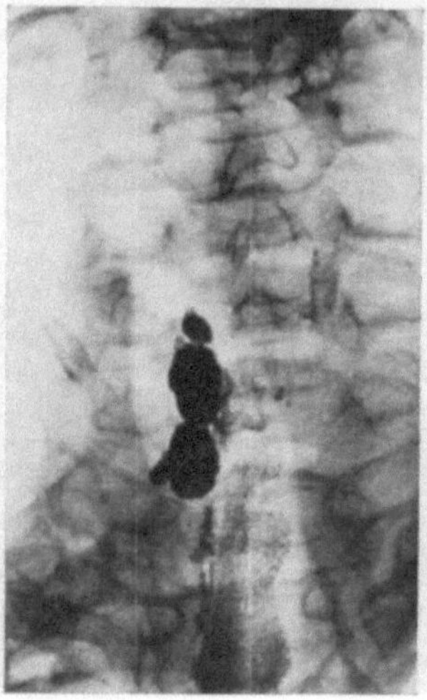

Abb. 12. Pantopaque-Myelo-
gramm. Darstellung von
Wurzeltaschen C$_6$+C$_7$+C$_8$
(Beobachtung 45)

Abb. 13. Pantopaque-Myelo-
gramm. Darstellung einer
Wurzeltasche in Höhe von C$_7$
(Beobachtung 35)

nicht mehr von einer Epineuralscheide oder einer Duraumhüllung umgeben
sind, also an der Medulla selbst.

Durch die Zerreißung der arachnoidealen Wurzelhüllen und der Dural-
scheiden sowie die Retraktion der peripheren Wurzelstümpfe entstehen nach
Verschluß der Duraeinrisse durch Gewebsproliferation taschenförmige
Ausstülpungen der Meningen (Abb. 10) in Höhe der Intervertebralforamina —
„sogenannte traumatische Meningocelen", die sich myelographisch nachweisen lassen (Abb. 11 bis 13).

Derartige Röntgenbefunde wurden erstmals von CHOROSCHKO (1935)
und später auch von MURPHEY, HARTUNG und KIRKLIN (1947), WHITE-
LEATHER (1954), WHITE und HANELIN (1954), RAYLE, GAY und MEADORS
(1955), WIEDEMANN und DECKER (1956), GUND (1956), SASSAROLI und
SPACCARELLI (1957) mitgeteilt. Auf Grund der Operationsbefunde von
RÖTTGEN konnte ROHR (1958) zeigen, daß sich die Wurzeltaschen im Myelogramm nicht immer darstellen lassen, da die distalen Wurzelreste oder
arachnoideale Verklebungen häufig die Zwischenwirbellöcher verschließen.
Ein negativer Myelogrammbefund schließt also einen Wurzelausriß nicht aus.

Die Symptomatik dieser Wurzelschädigungen ist gekennzeichnet durch segmentartig begrenzte Sensibilitätsstörungen und durch Lähmungen und Atrophien von Muskelgruppen gleicher radikulärer Innervation mit elektrisch kompletter EAR. Ein positives Hornersches Syndrom (Abb. 14) als Folge einer Läsion der Rami communicantes albi beweist die Zerstörung der 8. Cervical- und 1. Thoracalwurzel (VOLHARD 1904, NOICA, ARAMA und LUPULESCU 1932). Oft findet sich als Zeichen der im Verletzungsgebiet bestehenden arachnoidealen Verklebungen eine Eiweißerhöhung und Ausfällung der Kolloidkurven im lumbalen Liquor (ROHR 1958).

Auf Grund der geschilderten neurologischen Ausfallserscheinungen, deren Konstanz in größeren Zeitabständen überprüft wurde, konnten bei den 45 traumatischen Wurzelschädigungen Höhe und Ausdehnung der radikulären Läsion bestimmt werden. Zur Bestätigung des klinischen Befundes wurde 27mal versucht, die für den Wurzelausriß charakteristischen Taschenbildungen im Myelogramm darzustellen. In 15 Fällen konnte dabei ein typischer Röntgenbefund

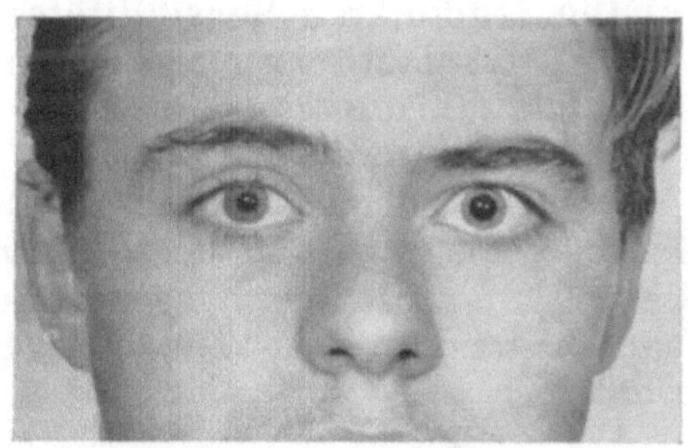

Abb. 14. Hornersches Syndrom rechts bei Wurzelausriß $C_5 - Th_1$ (Beobachtung 56)

erhoben werden. Bei den 13 wegen Torticollis spasticus, wegen cervicaler Neurinome oder zur Schmerzausschaltung Rhizotomierten sowie bei 6 der Patienten mit traumatischen intraduralen Wurzelläsionen ist die genaue Höhenlokalisation der Schädigung durch den Operationsbefund objektiviert. Bei 8 anderen Fällen zeigten sich bei der Revision des Plexusgeflechts im paravertebralen Gebiet keine Verletzungsfolgen, so daß auch hier eine Wurzelschädigung angenommen werden konnte.

Nach anatomischen Gesichtspunkten entsprechen die Art und Lage der Wurzelläsionen bei allen Untersuchten der von SHERRINGTON im Tierversuch angewandten Remaining sensibility-Methode bzw. den von O. FOERSTER beim Menschen für die Dermatombestimmung benutzten hinteren Rhizotomien. Die Stelle der Wurzeldurchtrennung lag immer direkt an der Medulla oder im duroradikulären Anteil zwischen Medulla und Spinalganglion. Demnach muß auch der Ramus dorsalis der Spinalnerven, der kurz hinter dem Spinalganglion abzweigt, deafferentiert sein, eine Feststellung, die für die später anzuführenden Rückschlüsse bezüglich der Sensibilitätsversorgung von Wichtigkeit ist.

In der folgenden tabellarischen Zusammenstellung sind die Beobachtungen nach der Segmenthöhe der Wurzelschädigung geordnet. Tab. 1 umfaßt die Patienten mit Rhizotomien im oberen und mittleren Cervicalbereich. In Tab. 2 sind alle Verletzten mit traumatischen Wurzelausrissen angeführt. Die Diagnose, der Operationsbefund sowie die motorischen und sensiblen Ausfallserscheinungen sind angegeben. Bei den Wurzelausrissen sind außerdem die Art des Unfalls, das Unfalldatum, das Hornersche Syndrom sowie das Ergebnis der Myelographie und der Liquorbefund vermerkt.

a) Die radikulären Sensibilitätsausfälle bei Patienten mit traumatischen cervicalen Wurzelausrissen und Rhizotomien der cervicalen Nervenwurzeln

Bevor eine Schilderung der bei diesen Patienten festgestellten Sensibilitätsausfälle und der auf Grund dieser Befunde für die Segmentinnervation gewonnenen Erkenntnisse gegeben wird, sind zum Verständnis einige entwicklungsgeschichtliche Erörterungen erforderlich.

Die Regelmäßigkeit der Rumpfmetamerie ist am Hals stark abgewandelt. Dies ist am deutlichsten aus dem Nervenbezug der einzelnen Haut-, Muskel-, Skelett- und Eingeweidefelder zu ersehen, da der Verlauf der versorgenden Nervenfasern die Verlagerungen aufzeigt, welchen das Bildungsmaterial während der Entwicklungsvorgänge unterworfen ist. Jeder Nerv bleibt mit den Zellen seines Ursegments im Rückenmark dauernd verbunden, gleich wohin er bei den erwähnten Umlagerungsprozessen gelangt. So ist es gerechtfertigt, auch dann von einer Segmentfolge zu sprechen, wenn scheinbar — wie im Hals-Schulter-Übergangsgebiet — der reihenmäßige Zusammenhang der Dermatome infolge der Entwicklungsabläufe unterbrochen wird. Immer bleibt die Verbindung zwischen Nerv und Myotom und dem zugehörigen Dermatom erhalten. Die ursprüngliche segmentale Gliederung ist zwar bei den Wirbeltieren auf die vom Mesoderm abzuleitenden Organsysteme beschränkt, das scheinbare Übergreifen auf die äußere Haut geschieht nach CLARA nur sekundär und ist „als eine Projektion der Mesodermsegmente auf das Ektoderm zu kennzeichnen".

Aus den Ursegmenten entstehen die Anlagen der Rumpf- und Extremitätenmuskeln, die Myotome. Die aus diesen sich bildende Muskulatur wird in eine dorsale und ventrale Gruppe unterteilt, die als dorsale bzw. ventrale Stammuskulatur bezeichnet wird. Diese Aufteilung bedingt eine Aufzweigung der versorgenden Spinalnerven in einen Ramus ventralis und einen Ramus dorsalis (Abb. 15). Da an der Bildung eines Muskels meistens mehrere Myotome beteiligt sind, müssen die zugehörigen segmentalen Nervenstämme untereinander besonders an den Extremitäten einen weitgehenden Faseraustausch vollziehen, wodurch es zum Entstehen der Nervenplexus

Tabelle 1. *Cervicale Rhizotomien*

Name Alter Arch.-Nr.	Diagnose	Operation	Ausfallserscheinungen:	
			Nackenmuskelatrophie	sensibel
1. W. B. 45 J. 462/59	Torticollis spasticus	13. 10. 1959 v. +h. Rhiz. C_1-C_2 bds.	+ + bds.	Analgesie C_1-C_2 bds.
2. E. G. 35 J. 776/59	Occipitalisneuralgie	6. 10. 1959 h. Rhiz. C_1-C_2 re. und C_1-C_3 li.	o. B.	Analgesie C_1-C_2 re. und C_1-C_3 li.
3. U. S. 48 J. 608/60	Torticollis spasticus	27. 7. 1960 Rhiz. C_1 bds. v. Rhiz. C_2 re. u. C_2-C_3 li.	+ re. + + li.	o. B.
4. K. G. 42 J. 719/56	Torticollis spasticus	23. 6. 1950 Rhiz. C_1 bds. v. Rhiz. C_2-C_3 bds.	+ + bds.	o. B.
5. L. P. 24 J. 176/56	Torticollis spasticus	11. 2. 1957 Rhiz. C_1 bds. v. Rhiz. C_2-C_3 bds.	+ + bds.	o. B.
6. M. D. 30 J. 457/68	Torticollis spasticus	24. 6. 1958 Rhiz. C_1 bds. v. Rhiz. C_2-C_3 bds.	+ + bds.	o. B.
7. T. J. 39 J. 616/59	Torticollis spasticus	4. 8. 1959 Rhiz. C_1 bds. v. Rhiz. C_2-C_3 bds.	+ + bds.	o. B.
8. B. P. 55 J. 634/59	Torticollis spasticus	21. 8. 1959 Rhiz. C_1 bds. v. Rhiz. C_2-C_3 bds.	+ + bds.	o. B.
9. A. K. 18 J. 319/60	Torticollis spasticus	12. 4. 1960 Rhiz. C_1 bds. v. Rhiz. C_2-C_3 bds.	+ + bds.	Hypalgesie am Schädeldach
10. P. J. 56 J. 536/58	Epidurale Metastasen, Neuralgien	26. 9. 1959 Rhiz. C_2-C_4 re.	+ + re.	Analgesie C_2-C_4 re.
11. H. S. 45 J. 307/60	Epidurale Metastasen, Neuralgien	23. 3. 1960 Rhiz. C_4 li.	o. B.	Hypalgesie C_4 li.
12. J. S. 26 J. 294/56	Neurinom C_5 li.	4. 6. 1956 Rhiz. C_5 li.	Schultermuskeln und Biceps	o. B.
13. H. K. 21 J. 487/60	Neurinom C_6 li.	11. 6. 1960 Rhiz. C_6 li.	o. B.	o. B.

Zeichenerklärung:

Rhiz. = Rhizotomie,	+ + = hochgradig,	h. = hintere
+ = mittelgradig,	v. = vordere,	

Tabelle 2. *Traumatische cervicale Wurzelausrisse*

Name Alter Arch.-Nr.	Unfall Datum	Neurologischer Befund		Horner	Myelogramm	Liquor: Gesamteiweiß Kolloidkurven	Operation	Diagnose
		Lähmungen Atrophien Elektrisch	Sensibler Segment- ausfall					
14. H. L. 33 J. 174/55	Motorradsturz 15. 5. 1955	Lähmung, Atrophie und kompl. EAR des Musculus supraspinatus, infraspinatus, pectoralis maj. (pars sup.), coracobrachialis brachialis int., brachioradialis, deltoideus	Analge- sie C_5—C_6	$\emptyset$	$\emptyset$	$\emptyset$	$\emptyset$	Wurzel- ausriß C_5—C_6 re.
15. K. H. 25 J. 498/57	Motorradsturz 8. 1. 1957			$\emptyset$	o. B.	o. B.	$\emptyset$	Wurzel- ausriß C_5—C_6 li.
16. H. E. 25 J. 903/57	Motorradsturz 19. 7. 1957			$\emptyset$	o. B.	cist. 48 mg% Links- ausfällung	$\emptyset$	Wurzel- ausriß C_5—C_6 re.
17. W. G. 32 J. 1025/58	Motorradsturz 15. 6. 1958			$\emptyset$	o. B.	cist. o. B. lumb. 40,8 mg%	$\emptyset$	Wurzel- ausriß C_5—C_6 li.
18. G. D. 26 J. 364/59	Motorradsturz 9. 4. 1959			$\emptyset$	o. B.	o. B.	$\emptyset$	Wurzel- ausriß C_5—C_6 li.
19. J. F. 25 J. 393/59	Motorradsturz 12. 5. 1959			$\emptyset$	o. B.	cist. o. B. lumb. 40,8 mg% Links- ausfällung	$\emptyset$	Wurzel- ausriß C_5—C_6 re.
20. H. S. 22 J. 285/60	Motorradsturz 18. 10. 1959			$\emptyset$	o. B.	cist. o. B.	$\emptyset$	Wurzel- ausriß C_5—C_6 li.

21. U. A. 53 J. 421/60	Autounfall 14. 11. 1959			∅	Wurzeltaschen C_5+C_6	cist. o. B.	∅	Wurzelausriß C_5-C_6 re.
22. G. B. 16 J. P. 60	Motorradsturz 18. 3. 1960			∅	∅	∅	∅	Wurzelausriß C_5-C_6 li.
23. G. W. 29 J. G. 59	Motorradsturz 23. 8. 1958	wie oben, zusätzlich Parese des Triceps und der Vorderarmextensoren mit inkompl. EAR	Analgesie C_4-C_7	∅	Wurzeltasche C_7	lumb. 43,2mg% Linksausfällung	∅	Wurzelausriß C_4-C_7 li.
24. E. D. 21 J. 265/59	Motorradsturz 27. 3. 1958		Analgesie C_5-C_7	∅	o. B.	lumb. 48 mg% Linksausfällung	∅	Wurzelausriß C_5-C_7 re.
25. K. M. 18 J. 562/59	Motorradsturz 24. 5. 1959			∅	o. B.	lumb. 36 mg% Linksausfällung	∅	Wurzelausriß C_5-C_7 li.
26. T. V. 39 J. 431/59	Motorradsturz 10. 10. 1958	wie oben, zusätzlich Paralyse des Triceps und der Vorderarmextensoren mit kompl. EAR	Analgesie C_4-C_7	∅	Wurzeltaschen C_6+C_7	cist. o. B. lumb. o. B.	∅	Wurzelausriß C_4-C_7 li.
27. E. S. 23 J. 168/47	Autounfall 17. 4. 1946		Analgesie C_5-C_7	∅	∅	∅	27. 9. 1947 periphere Plexusrevision o. B.	Wurzelausriß C_5-C_7 li.
28. H. B. 30 J. 184/47	Rodelunfall 10. 1. 1947			∅	∅	∅	2. 10. 1947 periphere Plexusrevision o. B.	Wurzelausriß C_5-C_7 li.

(*Fortsetzung der Tabelle 2*)

Name Alter Arch.-Nr.	Unfall Datum	Neurologischer Befund		Horner	Myelogramm	Liquor: Gesamteiweiß Kolloidkurven	Operation	Diagnose
		Lähmungen Atrophien Elektrisch	Sensibler Segmentausfall					
29. H. L. 53 J. 135/47	Autounfall 25. 7. 1947	wie oben, zusätzlich Paralyse des Triceps und der Vorderarmextensoren mit kompl. EAR	Analgesie C_5-C_7	∅	∅	∅	1. 12. 1947 periphere Plexusrevision o. B.	Wurzelausriß C_5-C_7 li.
30. A. J. 34 J. 156/51	Motorradsturz 15. 4. 1951			∅	∅	∅	11. 10. 1951 periphere Plexusrevision o. B.	Wurzelausriß C_5-C_7 re.
31. A. S. 40 J. 172/56	Motorradsturz 30. 12. 1953			∅	Passagestop bei C_5-C_6	cist. 31,2 mg% lumb. 48 mg% Linksausfällung	April 1954 periphere Plexusrevision o. B. 21. 3. 1956 Laminektomie Wurzelausriß C_5-C_7	Wurzelausriß C_5-C_7 li.
32. J. K. 31 J. 138/53	Motorradsturz 5. 10. 1952			∅	∅	∅	18. 8. 1953 Laminektomie Wurzelausriß C_5-C_7	Wurzelausriß C_5-C_7 re.
33. A. S. 22 J. P. 60	Motorradsturz 13. 5. 1960			∅	∅	∅	∅	Wurzelausriß C_5-C_7 li.
34. O. B. 46 J. G. 58	Motorradsturz 25. 8. 1955	wie oben, zusätzlich Paralyse der Vorderarmbeuger mit kompl. EAR, Interossei teilweise intakt	Analgesie C_4-C_8	∅	∅	∅	∅	Wurzelausriß C_4-C_8 li.
35. F. C. 28 J. G. 59	Motorradsturz 2. 10. 1958			∅	Wurzeltasche C_7	cist. 28,8 mg% Linksausfällung	∅	Wurzelausriß C_4-C_8 li.

Fall	Diagnose	Operation/Revision	Liquor	Myelographie		Analgesie	Klinischer Befund	Unfall
36. F. D. 58 J. 103/54	Wurzelausriß C_5—C_8 re.	3. 8. 1954 periphere Plexusrevision o. B.	∅	∅	∅			Autounfall 25. 1. 1954
37. B. R. 35 J. 337/56	Wurzelausriß C_5—C_8 re.	∅	cist. 33,6 mg% lumb. 38,4mg% Links-ausfällung	o. B.	∅			Motorradsturz 11. 2. 1956
38. W. D. 23 J. 1085/57	Wurzelausriß C_5—C_8 re.	21. 10. 1957 Laminektomide Wurzelausriß C_5—C_8	cist. 28,8 mg%	o. B.	(+)	Analgesie C_5—C_8		Transmissions-verletzung 11. 8. 1956
39. G. F. 27 J. 639/57	Wurzelausriß C_5—C_8 li.	∅	cist. o. B.	C_5+C_6 Wurzeltaschen	(+)			Motorradsturz 7. 5. 1957
40. H. Z. 36 J. 837/57	Wurzelausriß C_5—C_8 li.	∅	cist. 38,4 mg% Links-ausfällung	o. B.	∅			Motorradsturz 6. 7. 1957
41. H. L. 24 J. 140/47	Wurzelausriß C_6—C_8 li.	19. 6. 1947 periphere Plexusrevision o. B.	∅	∅	∅	Analgesie C_6—C_8	Parese der Schultermuskeln und des Biceps, Paralyse des Triceps und der Vorderarmstrecker und -beuger, Interossei o. B.	Autounfall 28. 8. 1946
42. K. S. 29 J. 85a/52	Wurzelausriß C_4—Th_1 li.	9. 5. 1952 periphere Plexusrevision o. B. 11. 7. 1952 Laminektomie Wurzelausriß C_4—Th_1	∅	∅	+	Analgesie C_4—Th_1	Totale Schulter-Armlähmung	Motorradsturz 17. 12. 1951
43. A. R. 26 J. 505/56	Wurzelausriß C_4—Th_1 re.	∅	cist. o. B. lumb. 48 mg% Links-ausfällung	Wurzeltasche C_7	+			Motorradsturz 30. 7. 1954

(*Fortsetzung der Tabelle 2*)

Name Alter Arch.-Nr.	Unfall Datum	Neurologischer Befund		Horner	Myelogramm	Liquor: Gesamteiweiß Kolloidkurven	Operation	Diagnose
		Lähmungen Atrophien Elektrisch	Sensibler Segment-ausfall					
44. J. S. 61 J. P. 59	Motorradsturz 17. 7. 1953		Analge-sie C_4-Th_1	+	$\emptyset$	$\emptyset$	$\emptyset$	Wurzel-ausriß C_4-Th_1 li.
45. W. L. 37 J. 838/60	Motorradsturz 12. 8. 1958			+	Wurzel-taschen $C_6+C_7+C_8$	$\emptyset$	23. 2. 1960 Lamin-ektomie Wurzel-ausriß C_5-Th_1 Teilausriß C_4	Wurzel-ausriß C_4-Th_1 re.
46. S. J. 21 J. P. 60	Motorradsturz 18. 9. 1960			+	$\emptyset$	$\emptyset$	$\emptyset$	Wurzel-ausriß C_4-Th_1 li.
47. D. H. 16 J. P. 60	Fahrradsturz 19. 7. 1960			+	$\emptyset$	$\emptyset$	$\emptyset$	Wurzel-ausriß C_4-Th_1 li.
48. H. K. 35 J. 133/47	Sturz vom Baum 11. 12. 1946	Totale Schulter-Armlähmung	Analge-sie C_5-Th_1	+	$\emptyset$	$\emptyset$	13. 6. 1947 peri-phere Plexus-revision o. B.	Wurzel-ausriß C_5-Th_1 li.
49. H. R. 33 J. 94/55	Motorradsturz 19. 9. 1954			+	Wurzel-tasche C_8	cist. o. B. lumb. o. B.	22. 3. 1955 peri-phere Plexus-revision o. B.	Wurzel-ausriß C_5-Th_1 re.
50. R. P. 28 J. 615/57	Motorradsturz 1. 4. 1957			+	Wurzel-tasche C_5	cist. o. B. lumb. o. B.	$\emptyset$	Wurzel-ausriß C_5-Th_1 li.

51. W. M. 30 J. 811/57	Motorradsturz 21. 7. 1957	+	o. B.	cist. o. B. lumb. o. B.	19. 9. 1957 Laminektomie Wurzelausriß C_5—Th_1	Wurzelausriß C_5—Th_1 re.
52. D. D. 28 J. 559/60	Motorradsturz 18. 7. 1958	+	Wurzeltaschen C_8+Th_1	cist. o. B. lumb. o. B.	∅	Wurzelausriß C_5—Th_1 li.
53. F. M. 21 J. 235/60	Motorradsturz 7. 9. 1958	+	Wurzeltaschen C_8+Th_8	cist. o. B. lumb. o. B.	∅	Wurzelausriß C_5—Th_1 li.
54. J. M. 53 J. 411/59	Motorradsturz 17. 5. 1959	+	Wurzeltaschen C_5+C_6+C_7+C_8	cist. 38,4 mg% lumb. 45,6 mg% Linksausfällung	∅	Wurzelausriß C_5—Th_1 re.
55. F. M. 20 J. 839/60	Motorradsturz 13. 9. 1959	+	Wurzeltasche C_8	cist. o. B. lumb. 48 mg% Linksausfällung	∅	Wurzelausriß C_5—Th_1 li.
56. M. W. 21 J. 782/59	Motorradsturz 10. 11. 1959	+	Wurzeltasche Th_1	cist. o. B.	∅	Wurzelausriß C_5—Th_1 re.
57. T. R. 17 J. P. 60	Motorradsturz 8. 5. 1960	+	∅	∅	∅	Wurzelausriß C_5—Th_1 li.
58. H. S. 20 J. P. 60	Motorradsturz 26. 6. 1960	+	∅	∅	∅	Wurzelausriß C_5—Th_1 re.

kommt. Entsprechend den anatomischen Verhältnissen ist im Bereich der dorsalen Stammuskulatur eine Geflechtbildung der Rami dorsales nicht erforderlich. Die metamere Anordnung der Myotome tritt hier deutlicher zutage.

Ausgangspunkt der segmentalen Entwicklungsabläufe am Hals und Arm sind die den Kopfsegmenten folgenden Rumpfmetameren $C_1 - Th_1$, die

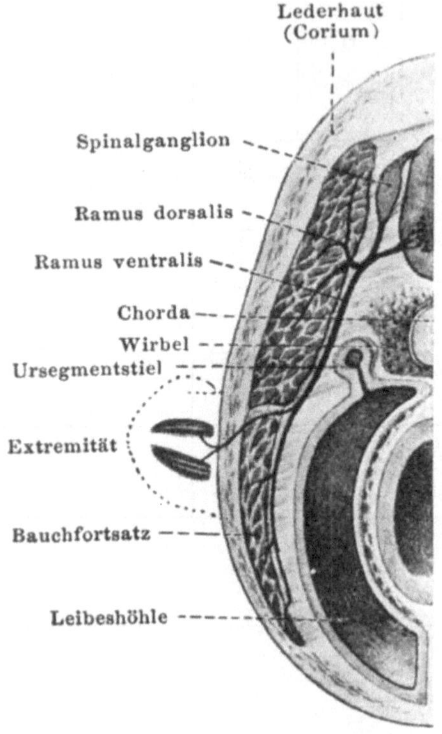

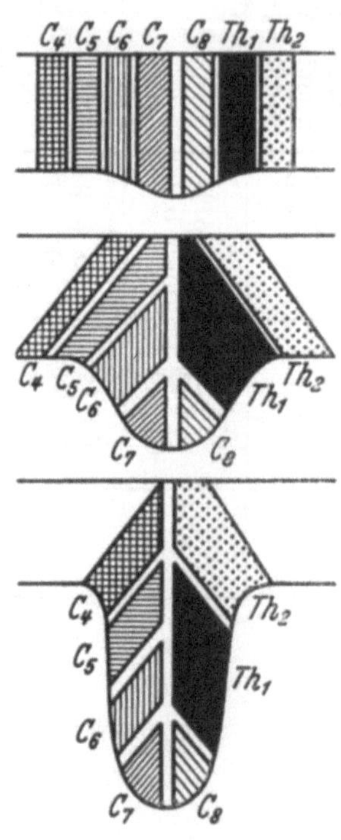

Abb. 15. Aufzweigung des Spinalnerven zur Versorgung der Stamm- und Extremitätenmuskulatur (nach ELZE-BRAUS)

Abb. 16. Verlagerung des ventralen Blastems von $C_5 - Th_1$ beim Aussprossen der Armknospe

durch die zwischengelagerten Halswirbel getrennt sind. Wie am gesamten Blastem wird das dorsale und ventrale Bildungsmaterial unterschieden. Die beiden ersten Hautfelder des dorsalen Materials sind in die Ausgestaltung des Übergangs vom Hals zum Wirbelschädel einbezogen und erstrecken sich am Hinterhaupt aufwärts bis zum Scheitel. In regelmäßiger Reihenfolge beteiligen sich alle acht dorsalen Cervicalnervenäste an der Innervation des Musculus erector trunci. Mit Ausnahme des 1. Astes werden auch bei der Sensibilitätsversorgung der Haut allen folgenden Rami dorsales Streifen am Nacken zugeordnet.

Am ventralen Bildungsmaterial wird die streng segmentale Gliederung durch den Descensus der Brusteingeweide und die Aussprossung der Armknospe aus der Rumpfwand abgeändert. Das aus der ventrolateralen Leibeswand erfolgende Auswachsen der Extremitätenanlage ist maßgebend für die Innervation des cervicothoracalen Übergangsgebietes. Bei diesem Entwicklungsablauf wird das gesamte ventral gelegene Blastem von C_5-Th_1 in Anspruch genommen (Abb. 16) und so weit lateralwärts verlagert, daß — abgesehen von den Nervensträngen — jeglicher Zusammenhang mit der Rumpfmitte verlorengeht. Nach BOLK spielen bei der dabei erfolgenden Ausbildung des Dermatomensystems mechanische Momente, die durch Zerrung beim Wachstum der Muskeln und Knochen bedingt sind, die Hauptrolle. „Es ist kein Grund vorhanden, das Zustandekommen der metameren spinalen Innervation der Haut als Resultat eines physiologischen Prinzips aufzufassen."

Auch die Metamerie der Muskulatur ist nicht als neu entstandene Erscheinung zu werten. Die Grenzen zwischen den einzelnen Myotomen zeigen nicht den geringsten Zusammenhang mit den Grenzen zwischen Muskelgruppen und einzelnen Muskeln. Bei der Verschmelzung und Differenzierung von gemeinschaftlichen Muskelmassen bildet sich jeder Muskel in völliger Unabhängigkeit von den Grenzen zwischen den metameren Muskelstreifen aus, so daß eine Superposition von Myotomen entsteht. Diese zeigt sich besonders im distalen Teil der Extremität.

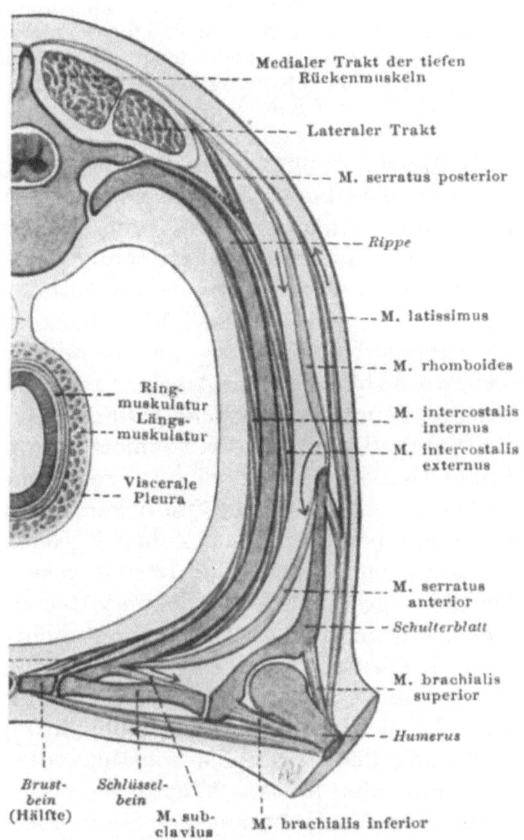

Abb. 17. Schematische Übersicht der während der Entwicklung ablaufenden Muskelverschiebungen am Schultergürtel (nach ELZE-BRAUS)

Das Übergreifen der Schultermuskulatur auf den Extremitätengürtel geschieht sekundär im Rahmen einer truncopetalen Muskelverschiebung, die ventral durch den Musculus pectoralis major und dorsal durch den Musculus latissimus dorsi eine Verbindung bis zur Körpermitte hin herstellt (Abb. 17). Dadurch erklärt sich, daß die thoracalen Muskeln durch Nerven versorgt werden, die den gleichen radikulären Ursprung haben wie die Nerven der Armmuskeln.

Beim Vergleich der topographischen Verteilung der Dermatome mit derjenigen der Myotome fällt zwischen diesen beiden Teilen eines Metamers bzw. Segments eine gewisse Übereinstimmung auf. Schon SHERRINGTON hob aber hervor, daß diese sich nicht vollständig decken. Das Dermatom ist gegen das Myotom caudalwärts verschoben. Bei Läsion eines Wurzelpaares liegt demnach die motorische Lähmung höher als die sensible.

Die Aussprossung der Extremitätenanlage und die dadurch herbeigeführte Verlagerung des gesamten Bildungsmaterials führt zu einer Aufhebung der reihenweise angeordneten Metameren, was sich besonders bei der Hautinnervation zeigt. Hier sind die Segmente C_5-Th_1 — nach anderen Autoren C_6-C_8 usw. — nicht mehr an der ventralen Rumpfinnervation beteiligt. Diese Unterbrechung der Segmentfolge wird als „Segmentsprung" oder „Hiatus" bezeichnet.

Zur Bestimmung der im folgenden angeführten Sensibilitätszonen der einzelnen Cervicalsegmente wurde ausschließlich die Prüfung mit Schmerzreizen — mit Nadelstichen — verwandt. Es handelt sich also um eine Festlegung der algetischen Dermatome. Diese zeigen, wie die Befunde SHERRINGTONS, HEADS, O. FOERSTERS, KEEGANS, HANSENS und SCHLIACKS u. a. ergeben haben, die geringste Überlagerung der Randzonen. Sie geben also das getreueste Abbild der Dermatome. Bei den Untersuchungen wurde die Begrenzung zwischen Analgesie und normaler Schmerzempfindung durch Testung vom schmerzunempfindlichen Gebiet zum normalgetischen Bezirk hin vorgenommen und zur Kontrolle umgekehrt vom normalempfindlichen Hautgebiet aus der Übergang zur schmerzunempfindlichen Zone aufgesucht. Diese Grenze stimmte in allen Fällen überein. Die Berührungsempfindung, bei der eine wesentlich größere Überdeckung benachbarter Segmentfelder besteht, wurde in der Auswertung nicht berücksichtigt.

Die *1. Cervicalwurzel* soll nach den Angaben im Schrifttum keine sensiblen Fasern zur Haut schicken. Dem entspricht der Befund bei 6 Rhizotomierten (Beobachtung 3 bis 8), denen wir zur Behandlung des Torticollis spasticus die vorderen Wurzeln von C_1-C_3 und die hintere Wurzel von C_1 beiderseits durchtrennt hatten. Eine Herabsetzung der Schmerzempfindung am Kopf ließ sich bei diesen Operierten nicht feststellen.

Lediglich bei einem dieser Patienten (Beobachtung 9) war bei wiederholten Untersuchungen eine kreisartige Hypalgesiezone am behaarten Schädel nachweisbar, deren Grenze im Nacken und über dem Ohr etwa 2 Querfinger oberhalb des Haaransatzes, im Schläfen- und Stirnbereich 3 Querfinger hinter dem Haaransatz verlief (Abb. 18).

Die *2. Cervicalwurzel* versorgt ein Hautfeld, das sich an das Gebiet des Trigeminusnerven anschließt und das ganze Hinterhaupt einnimmt. Nach Rhizotomie der 1. und 2. Halswurzel (Beobachtung 1) verlief die Grenze der Analgesiezone frontal etwa

3 Querfinger hinter dem Haaransatz, an der Schläfe abwärts, kurz vor dem Ohransatz über den proximalen Anteil der Mandibula, und vom Kieferwinkel aus etwas unterhalb der Unterkieferleiste bis 1 cm hinter die Kinnspitze. Die caudale Begrenzung der Schmerzaufhebung lag dorsal etwa in Höhe des 3. bis 4. Halswirbeldorns und zog entlang des Halsansatzes bis zum oberen Rand der Clavicula und des Manubrium sterni (Abb. 19).

Die *3. Cervicalwurzel* umgreift, vom Halsansatz ausgehend, die obere Thoraxregion. Ihr sensibles Versorgungsgebiet ist im Vergleich zu dem der 2. Halswurzel aus Abb. 20 a bis d ersichtlich. Es handelt sich um einen Patienten, dem wir wegen einer unbeeinfluß-

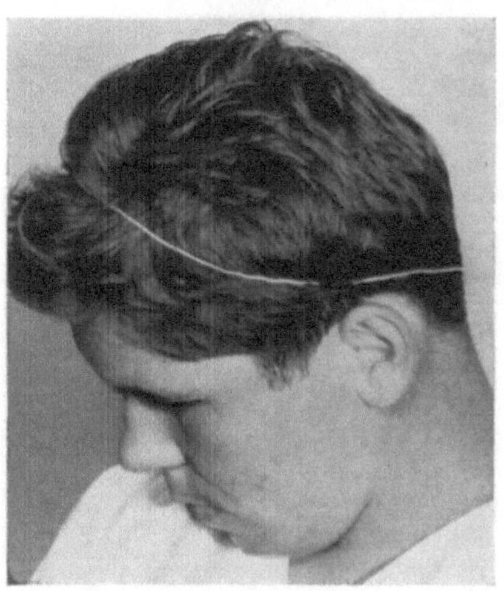

Abb. 18. Hypalgesiebezirk am Schädel nach Rhizotomie von C_1 beiderseits (Beobachtung 9)

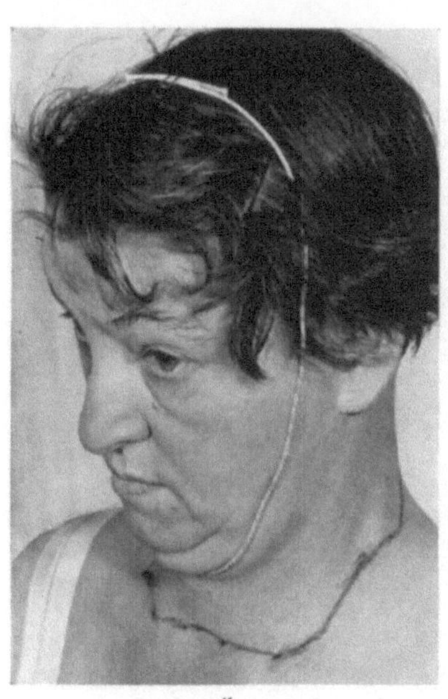

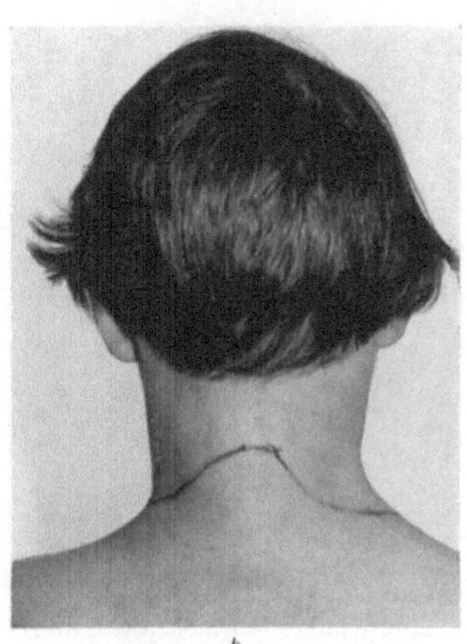

Abb. 19 a, b. Analgesiebezirk am Hinterhaupt, Hals und Nacken nach Rhizotomie von C_1 und C_2 beiderseits (Beobachtung 1)

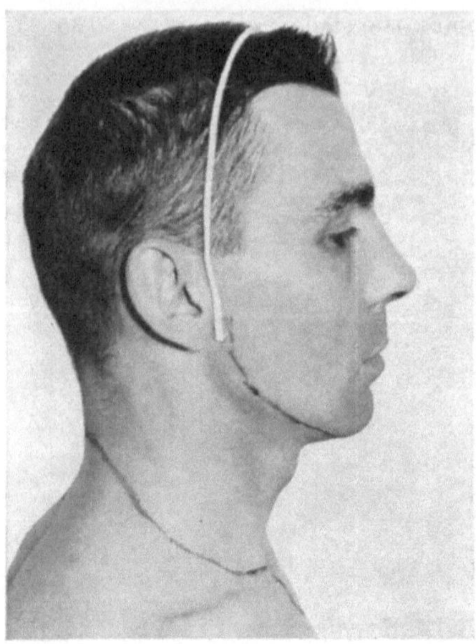

Abb. 20a. Analgesiebezirk am Schädel und Hals nach hinterer Rhizotomie C_1-C_2 rechts (Beobachtung 2)

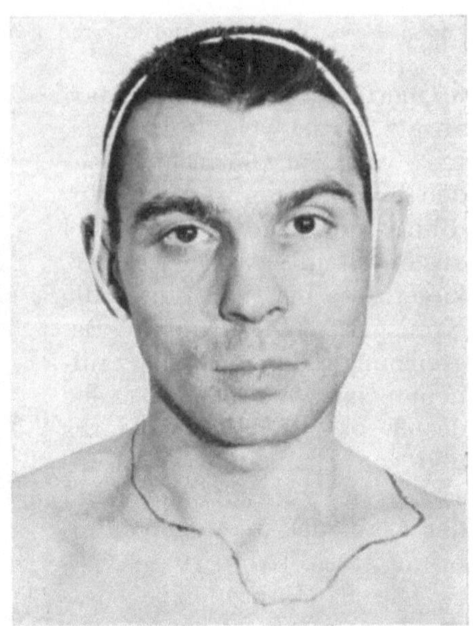

Abb. 20b. Analgesiebezirk am Hals beiderseits und Supraclaviculargebiet links nach hinterer Rhizotomie C_1-C_2 rechts und C_1-C_3 links. Trigeminusbereich normalgetisch (Beobachtung 2)

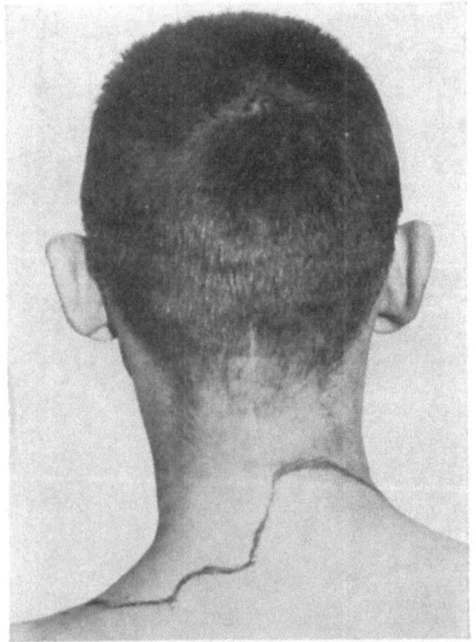

Abb. 20c. Analgesiebezirk am Hinterhaupt und Nacken nach hinterer Rhizotomie C_1-C_2 rechts und C_1-C_3 links (Beobachtung 2)

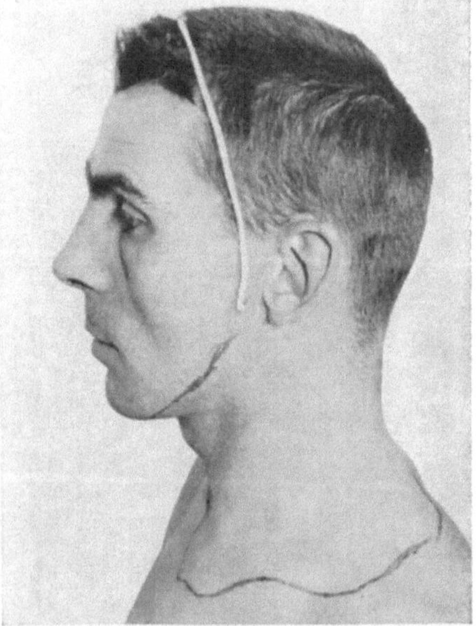

Abb. 20d. Analgesiebezirk am Schädel, am Hals und im Supraclaviculargebiet links nach Rhizotomie C_1-C_3. Trigeminusbereich o. B. (Beobachtung 2)

baren beiderseitigen Occipitalisneuralgie rechts die hinteren Wurzeln C_1-C_2 und links die hinteren Wurzeln C_1-C_3 durchtrennt hatten (Beobachtung 2). Dorsal umfaßt die Analgesie ein Band, welches, vom 4. bis 6. Halswirbeldorn ausgehend (Abb. 20c), in Handbreite unterhalb des Halsansatzes liegt und lateral bis zum Außenrand des Halsdreiecks reicht (Abb. 20d). Hier überschreitet der Analgesiebezirk die Clavicula und läuft nach vorne schräg abwärts bis zur Mitte des Manubrium sterni (Abb. 20b).

Die *4. Cervicalwurzel* beschickt mit ihren sensiblen Fasern an der ventralen Rumpfseite ein vom Unterrand des Manubrium sterni

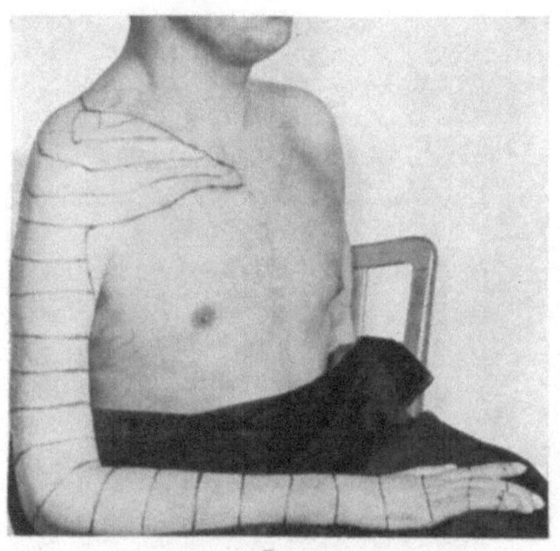
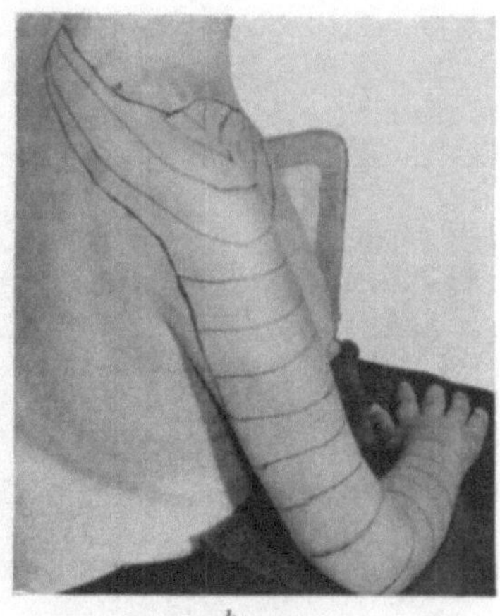

Abb. 21 a, b. Wurzelausriß C_5-Th_1, Teilausriß C_4. Sensibilitätsbefund nach operativer Durchtrennung von C_4 (Beobachtung 45) a) Ventral erstreckt sich das analgetische C_4-Dermatom vom Sternum bis zur Schulterwölbung. — b) Dorsal reicht der analgetische C_4-Bezirk von der Schulterwölbung bis zum Dornfortsatz des 2. BWK

ausgehendes Feld, welches sich nach lateral zu verbreitert. Seine obere Grenzlinie zeigt einen schräg ansteigenden Verlauf, überschreitet etwa in der Mitte der Clavicula die Schulterwölbung und zieht von hier an der Dorsalseite zurück zum 6. Halswirbeldorn. Die untere Begrenzung läuft in fast waagerechter Linie vom Brustbein zur vorderen Achselfalte, umgreift ein etwa 4 Querfinger breites Areal der Oberarmrundung und gelangt etwas oberhalb der hinteren Achsellinie in gerader Fortsetzung zum Dornfortsatz des 2. Thoracalwirbels (Abb. 21a und b).

Die den meisten Schrifttumsangaben widersprechende Ausdehnung dieses Innervationsfeldes konnte sowohl bei einer Rhizotomie C_2-C_4 als auch bei 6 Plexuswurzelausrissen, deren spinales

Läsionsgebiet teilweise operativ kontrolliert wurde, beobachtet werden (Abb. 22a und b).

Bei 4 Fällen mit sicherem Ausriß der 4. Cervicalwurzel war allerdings an der Dorsalseite ein bis zur Wirbelsäule hinreichendes Analgesieband nicht nachzuweisen. Aber auch bei diesen Verletzten war die Sensibilitätsstörung, wie geschildert, über die ventrale und dorsale Schulterwölbung und über die Oberarmfläche hin ausgedehnt (Abb. 23).

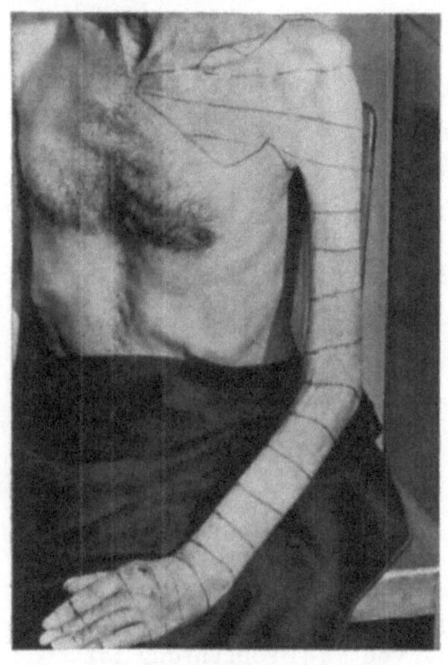

Abb. 22a. Wurzelausriß C_4-Th_1 links. Analgetisches C_4-Dermatom an der oberen vorderen Thoraxregion (Beobachtung 44)

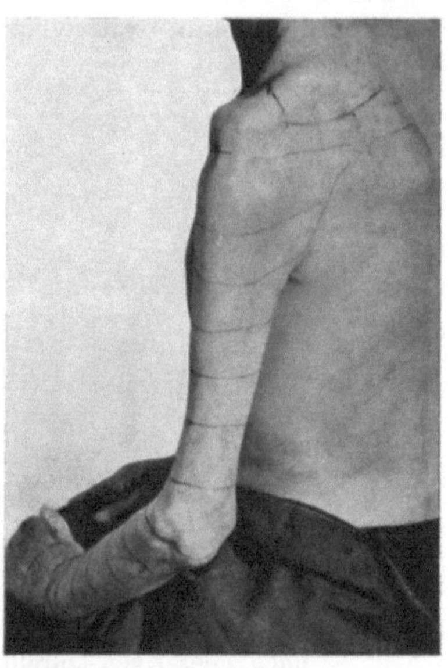

Abb. 22b. Dorsal erstreckt sich das analgetische C_4-Areal von der Schulterwölbung bis zum Dornfortsatz des 2. BWK (Beobachtung 44)

Die 5. und alle folgenden Cervicalwurzeln sowie die 1. Thoracalwurzel sind an der sensiblen Rumpfinnervation nicht beteiligt, was auf Grund der geschilderten Entwicklungsabläufe verständlich ist. Bei 2 isolierten Wurzeldurchschneidungen wegen eines Neurinoms der 5. bzw. 6. Halswurzel (Beobachtung 12 und 13) und bei 45 Patienten mit Wurzelausrissen verschiedener Ausdehnung von C_5-Th_1 abwärts, bei denen nur einmal die 5. Wurzel erhalten war, konnte niemals eine Sensibilitätsstörung am Rumpf nachgewiesen werden. Diese Feststellung betrifft auch die Dorsalseite des Hals- und Thoraxgebietes. Die obere Grenze der Analgesie lag bei allen diesen Läsionen unterhalb der Schulterwölbung und nur am Arm.

Die *5. Cervicalwurzel* versorgt sensibel ein schmales Band an der Außenseite des Armes, dessen genaue Ausbreitung trotz der zahlreichen Läsionen gerade dieser Wurzel nicht sicher festzulegen war. Bei einer isolierten C_5-Rhizotomie (Beobachtung 12) fand sich nicht die geringste Herabsetzung der Gefühlsempfindung. O. FOERSTER gibt ein von der Schulterwölbung bis zum Daumengrundgelenk hinziehendes Areal an. An Hand des Sensibilitäts-

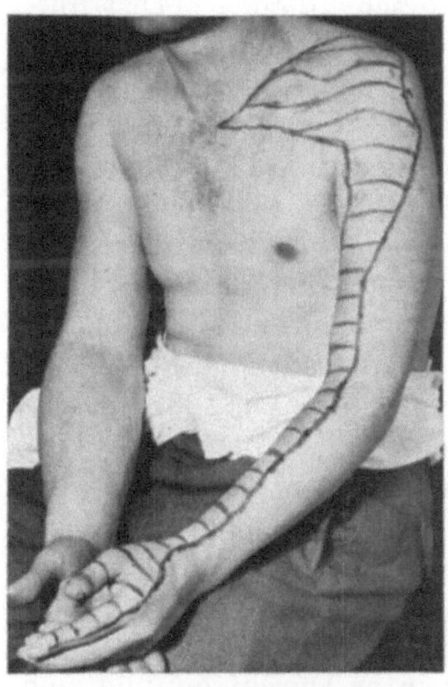

Abb. 23. Wurzelausriß $C_4 — C_7$ links. Der Analgesiebezirk des C_4-Dermatoms ist nur an der vorderen Thoraxregion und auf der Schulterwölbung ausgebildet (Beobachtung 23)

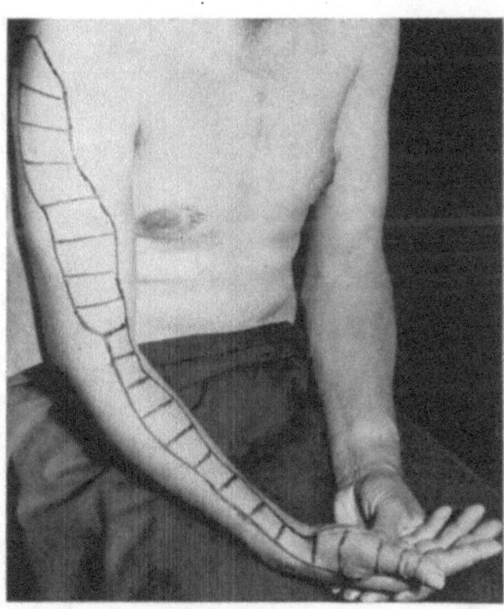

Abb. 24. Wurzelausriß C_5/C_6. Analgesie im C_5- und C_6-Dermatom. Verschmälerung des Analgesiebandes in der Ellenbeuge (Beobachtung 19)

ausfalles von 9 Wurzelausrissen C_5/C_6 (Beobachtung 14 bis 22), bei denen sich das Analgesieband etwa in Höhe der Ellenbeuge verschmälerte, könnte angenommen werden, daß hier die distale Grenze dieses Dermatoms liegt (Abb. 24).

Die *6. Cervicalwurzel* besitzt ein konstantes Hautversorgungsgebiet. Bei allen 9 Ausrissen C_5/C_6 zeigte sich eine fast handbreit unterhalb der Schulterwölbung beginnende, bandartige Analgesiezone, die sich von der Außenseite des Oberarms über die radiale Ellenbeugengegend und die radiale Vorderarmpartie zum Daumen hin erstreckt. Der Daumen ist immer komplett analgetisch (Abb. 25), gelegentlich auch die radiale Seite des Zeigefingers (Abb. 26).

Die wegen eines intraspinalen Neurinoms durchgeführte isolierte Durchschneidung der 6. Halswurzel (Beobachtung 13) hinterließ im Gegensatz zu diesem Befund keine mit klinischen Methoden nachweisbare Sensibilitätsstörung.

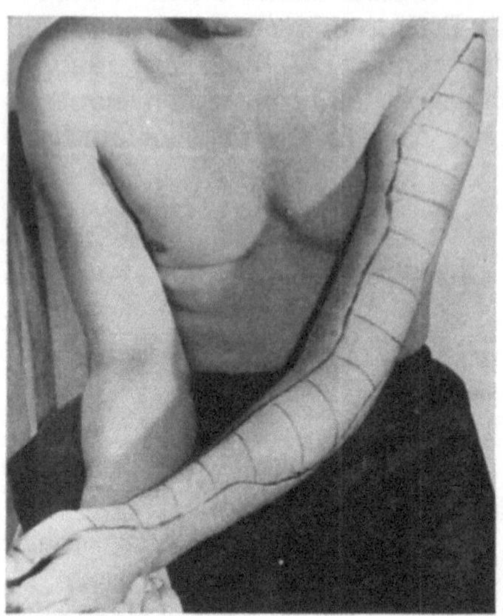

Abb. 25. Wurzelausriß C_5/C_6. Analgesie im Dermatom C_5/C_6. An der Hand ist nur der Daumen analgetisch (Beobachtung 22)

Die *7. Cervicalwurzel* läßt besonders an der Hand eine unterschiedliche Distributionszone erkennen. Bei 2 Wurzelausrissen $C_4 - C_7$ bzw. 9 Ausrissen von $C_5 - C_7$ (Beobachtung 23 bis 33) waren manchmal, abgesehen vom Daumen (C_6), nur der Zeigefinger, manchmal der Zeige- und Mittelfinger (Abb. 27) und gelegentlich auch der Ringfinger (Abb. 28) analgetisch. Am Vorderarm verbreitert sich das Analgesieareal sowohl nach radial als auch nach ulnar, füllt fast die gesamte Ellenbeuge aus und ist auch am Oberarm breiter als bei C_5/C_6-Schädigung.

Die *8. Cervicalwurzel* zeigt als Folge ihrer Durchtrennung eine

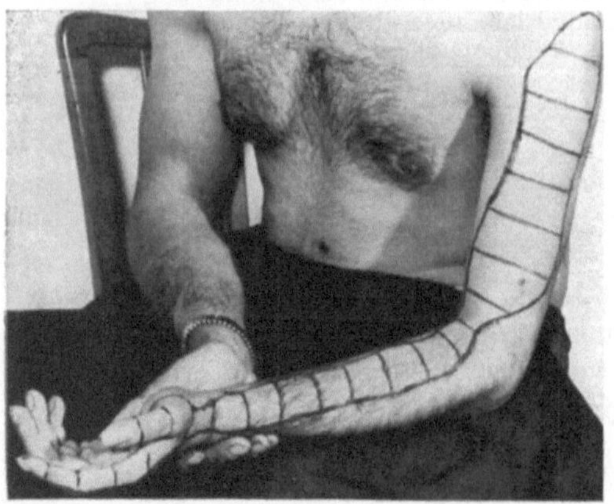

Abb. 26. Wurzelausriß C_5/C_6. An der Hand ist außer dem Daumen auch die Radialseite des Zeigefingers analgetisch (Beobachtung 20)

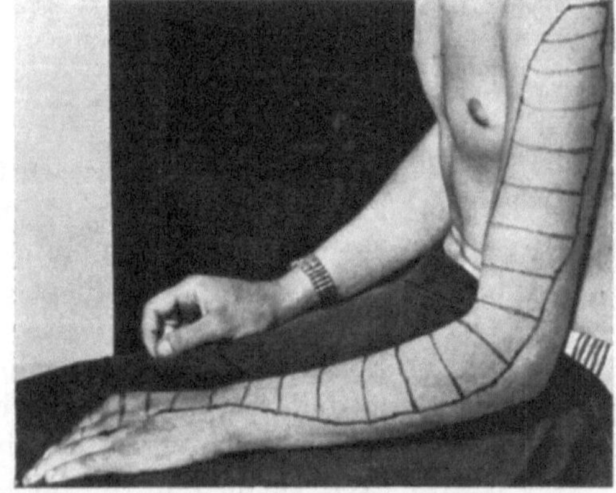

Abb. 27. Wurzelausriß $C_5 - C_7$. Die Analgesie im 7. Cervicaldermatom erstreckt sich an der Hand auf Zeige- und Mittelfinger (Beobachtung 25)

Analgesie an der ganzen ulnaren Handseite, die immer den 5. Finger einbezieht, die sich aber je nach der Versorgung durch die 7. Wurzel auch auf den 4. und eventuell 3. Finger erstreckt. 8 Wurzelausrisse von C_4— bzw. C_5—C_8 (Beobachtung 34 bis 41) wiesen am Oberarm ein noch breiteres Analgesiefeld, als

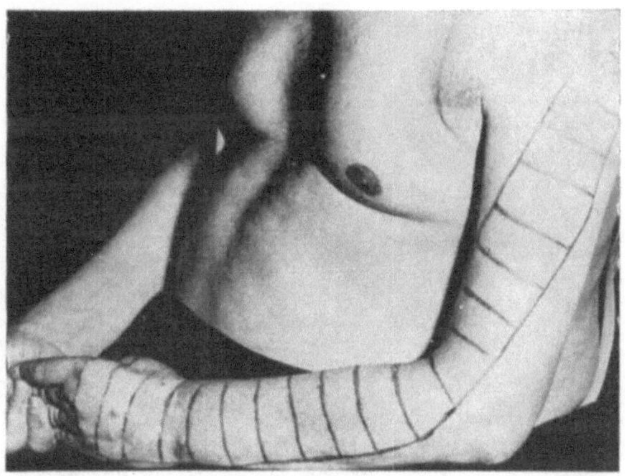

Abb. 28. Wurzelausriß C_5—C_7. An der Hand umfaßt die Analgesie des Dermatoms C_7 auch den 4. Finger (Beobachtung 31)

vorher geschildert, auf. Auch an der volaren und dorsalen Vorderarmseite weitet sich der gefühlsunempfindliche Bezirk ulnarwärts aus (Abb. 29).

Die *1. Thoracalwurzel* versorgt sensibel die Innenseite des Oberarms. Meist reicht ihre obere Grenze bis handbreit unter die Achselhöhle, manchmal liegt sie weiter distal. Am ulnaren Rand des Ellenbogens und Vorderarms entlang ziehen ihre Fasern bis zum Handgelenk. Ihr Ausbreitungsgebiet ist bei einem Wurzelausriß C_4—C_8 gut zu erkennen, da der normalempfindliche Bezirk ihrer Verteilung entspricht (Abb. 29).

Bei 17 Wurzelausrissen C_4— bzw. C_5—Th_1 (Beobachtung 42 bis 58) war der Vorderarm immer komplett analgetisch. Lediglich an der Oberarmstreck- und

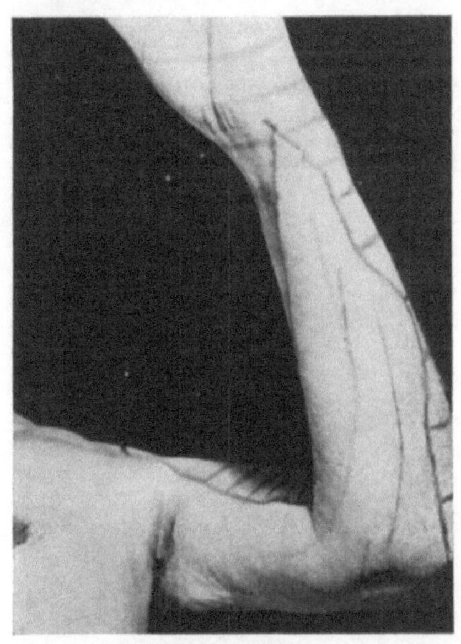

Abb. 29. Wurzelausriß C_4—C_8. Die ulnare Handseite ist analgetisch. An der Innenseite des Vorder- und Oberarmes besteht im Th_1- (längsgestrichelt) und Th_2-Dermatom Normalgesie (Beobachtung 34)

Innenseite fand sich je nach der Größe des Th_2-Areals ein mehr oder weniger großer normalgetischer Bezirk (Abb. 30a und b).

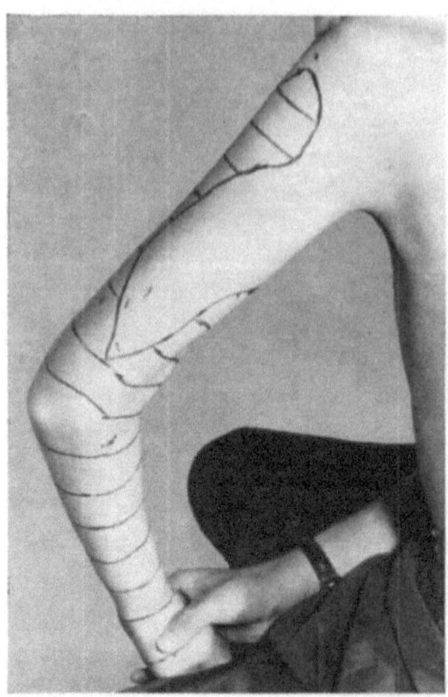

Abb. 30a. Wurzelausriß C_5-Th_1.
Normale Gefühlsempfindung nur im
Th_2-Dermatom an der Streckseite
des Oberarmes (Beobachtung 57)

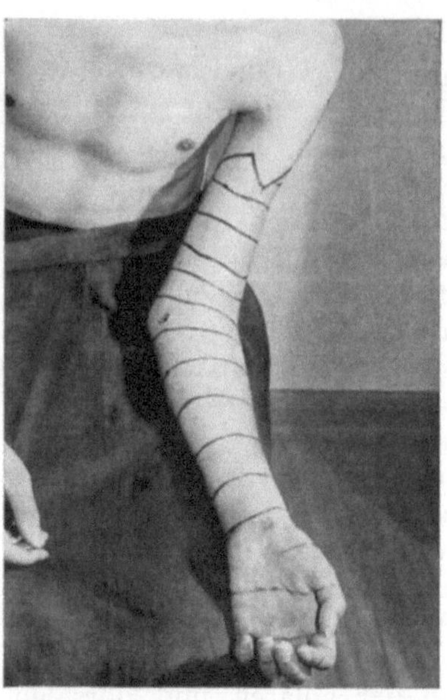

Abb. 30b. Wurzelausriß C_5-Th_1.
Der Arm ist völlig analgetisch. In
der Achselhöhle und am proximalen Oberarm (Th_2- bzw. C_4-Derma-
tom) besteht Normalgesie (Beobachtung 57)

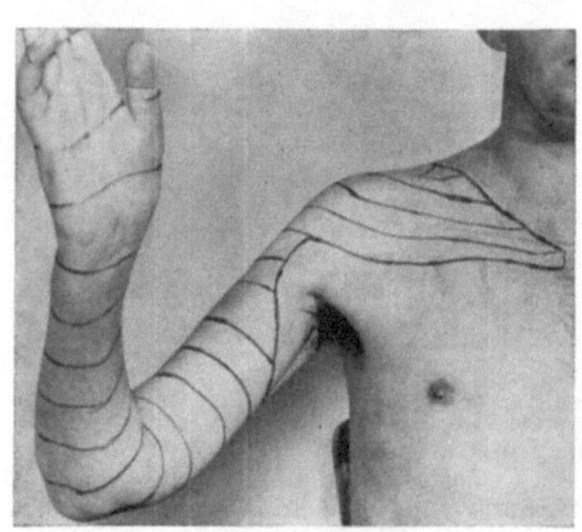

Abb. 31. Zustand nach Rhizotomie von C_4
und Wurzelausriß C_5-Th_1. Kleines norm-
algetisches Th_2-Areal in der Achselhöhle
(Beobachtung 45)

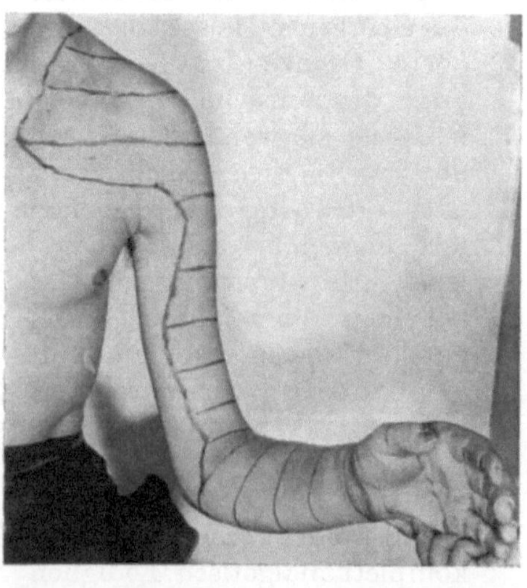

Abb. 32. Wurzelausriß C_4-Th_1. Normalgesie im Th_2-Dermatom am Thorax und
in einem großen Th_2-Areal an der Innenseite des Oberarmes (Beobachtung 46)

Die 2. *Thoracalwurzel* schließt sich mit ihrem sensiblen Versorgungsgebiet am Rumpf ventral und dorsal bandartig an das 4. Cervicaldermatom an. Die obere Grenzlinie ihres Hautbezirks stimmt mit der aus den Abb. 21 bis 23 ersichtlichen unteren Begrenzung des 4. Halsdermatoms überein. Von der vorderen und hinteren Achselfalte aus versorgt sie die Achselhöhle und einen breiten Streifen an der Innenseite des Oberarms, der sich verschieden weit — manchmal bis kurz oberhalb des Ellenbogens — distalwärts ausdehnt (Abb. 31 und 32).

Diskussion

Am Rumpf ziehen die Dermatome in reihenmäßig angeordneter Streifenform von der hinteren zur vorderen Medianlinie des Körpers. Ihre Grenzen sind nicht geradlinig, sondern lassen infolge der Aufzweigung der Spinalnerven sogenannte vertebrale, scapulare und mammilare Elevationen erkennen (WINKLER 1903, EICHHORST 1888). Ausdehnung und Höhenlage der segmentalen Hautfelder am Rumpf sind im wesentlichen geklärt.

Im Hals-Schulter-Armgebiet kommt es durch das Aussprossen der Extremitätenanlage zu einer Unterbrechung der Segmentfolge. Dabei lagern sich die Dermatome an sekundär entstandene Richtungslinien,

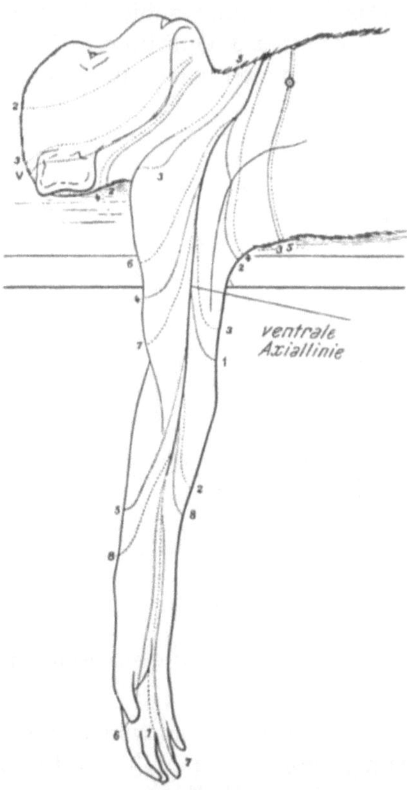

Abb. 33. Richtungslinie am Arm nach SHERRINGTON

die nach SHERRINGTON als „ventrale und dorsale Axiallinien" (Abb. 33) und nach BOLK als „Differenzierungsgrenzen" (Abb. 34) bezeichnet werden.

Im Schema von FLATAU (1910), das auf Grund der Arbeiten BOLKs aufgestellt wurde, sind diese Grenzlinien wiedergegeben (Abb. 35). Lediglich die Hals-Arm-Grenzlinie ist nach den Angaben THORBURNS (1893) abgewandelt. Sie überlagert die Schulterwölbung und durchschneidet quer den Deltoideus.

Von diesem nach ontogenetischen Gesichtspunkten aufgestellten Dermatomschema zeigen die anderen bekannten Sensibilitätsschemata im Schulter-Armgebiet mehr oder weniger starke Abweichungen. Die im vorhergehenden nach Durchschneidungen der cranialen Halswurzeln und bei cervicalen Wurzelausrissen festgestellten Sensibilitätsausfälle ermöglichen Rückschlüsse auf die Dermatomausbreitung und eine Kontrolle der einzelnen Schemata.

Das Versorgungsgebiet des 2. Cervicaldermatoms erstreckt sich vorne bis etwa 3 Querfinger hinter die frontale Haarlinie. Von den meisten Autoren wird die Grenze in Scheitelhöhe angenommen.

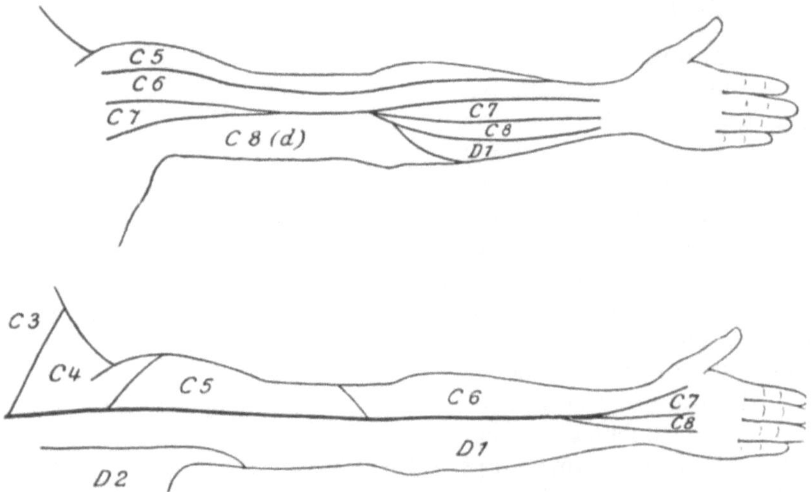

Abb. 34. Differenzierungsgrenzen am Arm nach BOLK

Sie liegt nur selten so weit occipitalwärts, wie SCHLIACK (1958) auf Grund von Herpes-Zoster-Befunden des Supraorbitalbereichs (Abb. 44) und O. FOERSTER (1936) es nach Angaben von CUSHING mitteilen. Nach Durchschneidungen der Trigeminuswurzeln oder Koagulation des Ganglion Gasseri wegen Trigeminusneuralgie reicht die Grenze der Supraorbitalanalgesie meist bis etwa 5 cm hinter den Haaransatz und deckt sich mit der gefundenen cranialen Grenzlinie des 2. Cervicalnerven (Abb. 36).

Nur einmal konnte nach operativer Durchtrennung der Trigeminuswurzel ein weit nach occipital sich erstreckender Sensibilitätsausfall festgestellt werden (Abb. 37).

Sowohl ventral als auch dorsal liegt am Hals die caudale Begrenzung des 2. und 3. Cervicalsegments nach entsprechender

Rhizotomie tiefer, als von BOLK (Abb. 38), FLATAU, KEEGAN-GARRETT, KRAYENBÜHL u. a. angegeben wird.

Das 3. Dermatom zieht im Gegensatz zum Schema von CLARA

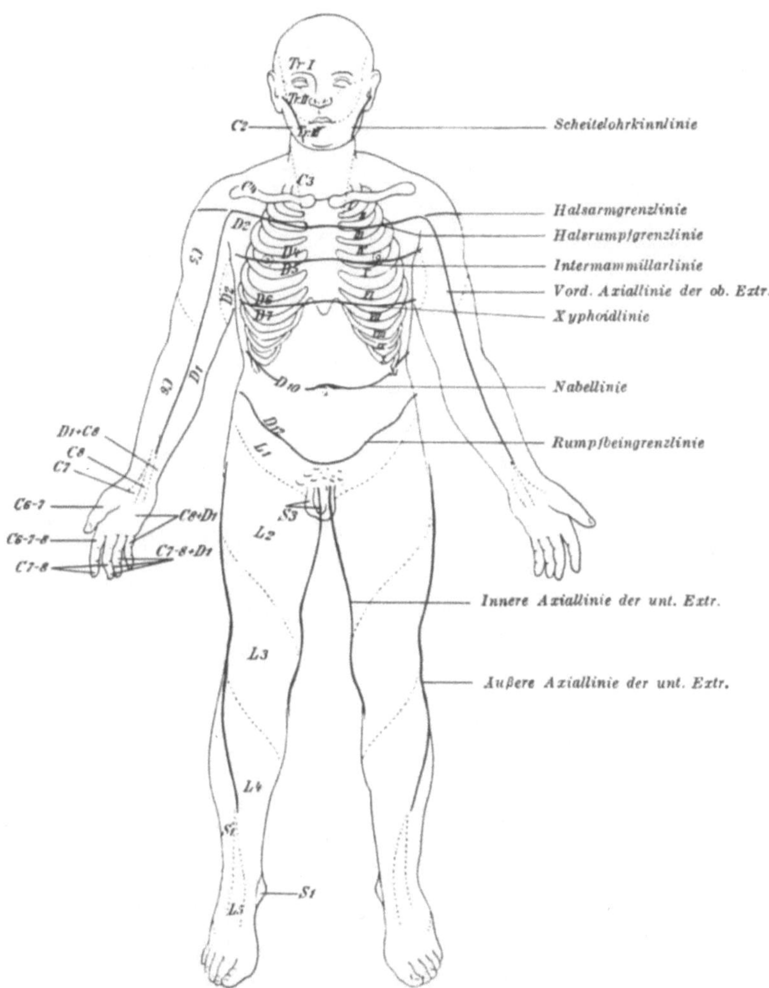

Abb. 35a. Sensibilitätsschema nach FLATAU

(Abb. 39) im Nacken ringartig bis zur Mittellinie und ist hier nicht durch das 2. Dermatom aufgespalten.

Im ventralen Thoraxgebiet zeigt der bei unseren Operierten und Verletzten erhobene Befund eine Übereinstimmung mit den älteren Schemata (BOLK, FLATAU, HEAD, EDINGER, MÜLLER-HILLER-SPATZ, O. FOERSTER, DEJERINE-HANSEN). An das C_4-

Dermatom grenzt caudal das Th_2-Dermatom. Zwischen ihnen liegt die ventrale Hals-Rumpf-Grenzlinie. Das C_4-Band greift wie bei FLATAU über die Schulterwölbung bis zur Hals-Arm-Grenzlinie (Abb. 35).

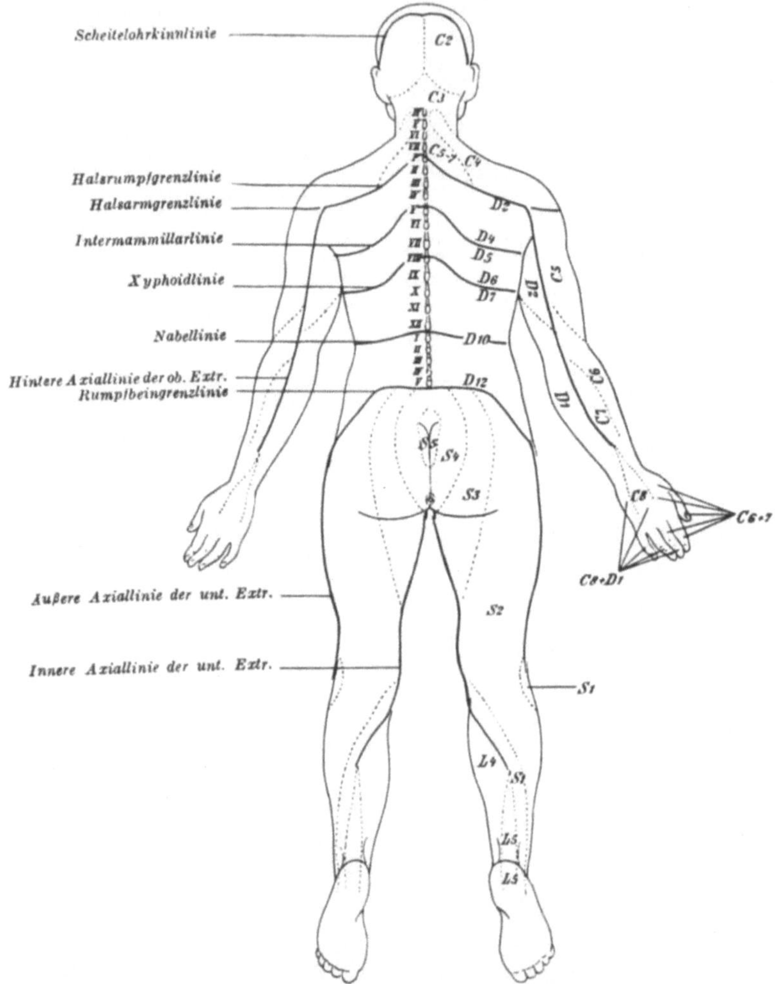

Abb. 35b. Sensibilitätsschema nach FLATAU

Zum Unterschied hierzu haben die Segmentschemata von KEEGAN-GARRETT, CLARA, KRAYENBÜHL (Abb. 40) u. a. an der vorderen Rumpfseite bis zur Mittellinie hinreichende Hautfelder für das 1. Thoracal- und teilweise auch für das 5. Cervicaldermatom. Eine Beteiligung dieser Segmente an der Innervation des oberen Brustbereichs findet sicher nicht statt.

Die Befunde bei den 25 Verletzten mit Wurzelausrissen von C_5 und tiefer beweisen das Vorliegen eines „Hiatus" bzw. „Segmentsprungs", der die Äste aus den Spinalnerven C_5—Th_1 umfaßt, für das ventrale Hals-Rumpf-Übergangsgebiet. Für den vorderen Bereich scheint das verständlich, da ja das gesamte ventrale Blastem zur Bildung des Armes in Anspruch genommen wird.

Aber auch im dorsalen Schultergebiet konnte bei keinem dieser Patienten eine Herabsetzung oder ein Ausfall der Schmerzempfindung festgestellt werden. Zum ersten Male wies ich 1958 nach einer Untersuchung von 20 Plexuswurzelläsionen darauf hin, daß

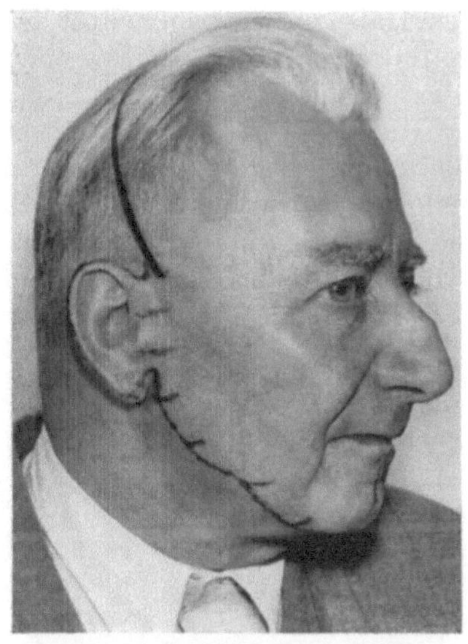

Abb. 36. Analgesiebezirk an Gesicht und Stirn rechts nach Elektrokoagulation des Ganglion Gasseri

eine Sensibilitätsstörung hier bei Ausrissen von C_5 an abwärts mit klinischen Methoden nicht nachweisbar war. Inzwischen konnten weitere 25 Verletzte mit Schädigungen der 5. und der tieferliegen-

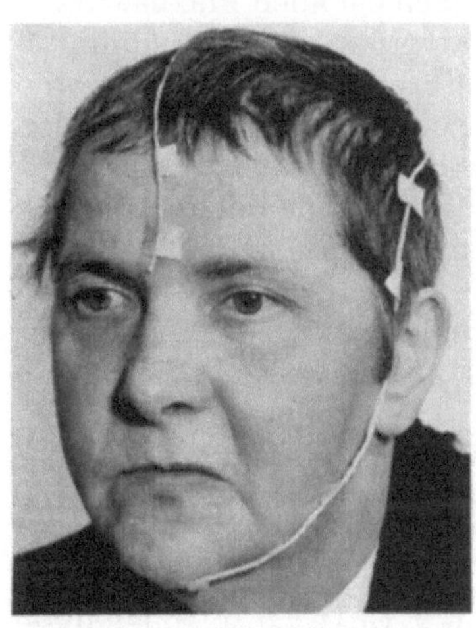

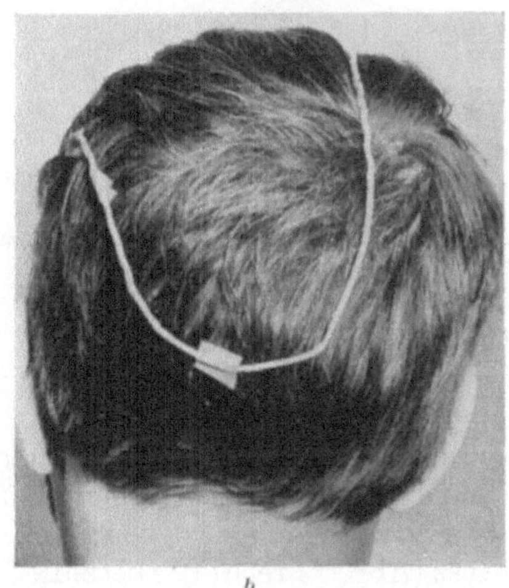

a   b

Abb. 37 a, b. Analgesiebezirk an Gesicht, Stirn, Scheitel und Hinterhaupt nach operativer Durchschneidung der Trigeminuswurzel links (Operation nach DANDY)

den Halswurzeln beobachtet werden. Auch bei diesen Fällen war im dorsalen Paravertebral- oder Schultergürtelbereich keine Hyp- oder Analgesie vorhanden.

Diese Feststellung steht im Gegensatz zu allen früheren Befunden. Alle Dermatomschemata enthalten am Rücken mehr oder weniger große Sensibilitätsfelder für die unteren Cervicalwurzeln. Teilweise ziehen diese in Dreieckform lediglich von den Dornfortsätzen bis zur Spina scapulae hin (BOLK, FLATAU, HEAD, MÜLLER-HILLER-SPATZ, v. LANZ-WACHSMUTH, CLARA u. a.). Teilweise verlaufen sie in Form von geschlossenen Bändern vom Arm bis zur Wirbelsäule (C_6 bei O. FOERSTER [Abb. 41], C_5—C_6—C_7—C_8—Th_1 bei EDINGER, KEEGAN-GARRETT, KRAYENBÜHL).

Bei Zugrundelegung der Segmentschemata von EDINGER (Abb. 43), KEEGAN-GARRETT (Abb. 42), KRAYENBÜHL u. a. hätte man demnach bei allen Plexuswurzelausrissen eine Sensibilitätsstörung erwarten müssen, die vom Arm über die dorsalen Schulteranteile bis zur Wirbelsäule reichte. Sie war nicht vorhanden.

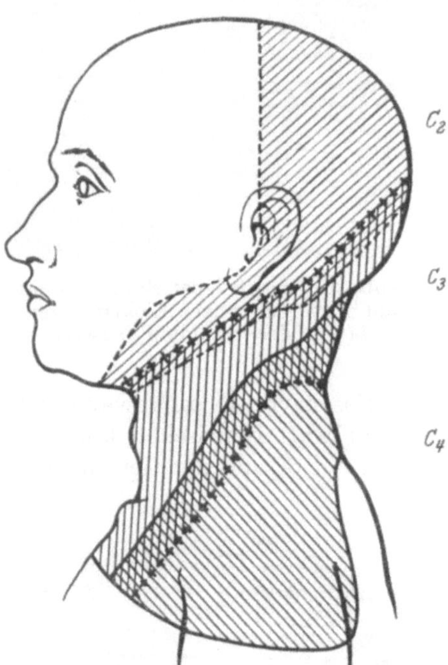

Abb. 38. Schema der Dermatomfelder am Kopf und Hals nach BOLK

Auch ließen sich klinisch nicht die Hautfelder der Rami dorsales der Spinalnerven C_5—Th_1 nachweisen. Diese Äste zweigen distal vom Spinalganglion vom Nervenstamm ab. Wie bereits erwähnt, liegt die Läsionsstelle bei den Wurzelausrissen meist an der Medulla selbst, sicher aber zwischen Medulla und Spinalganglion. Die Rami dorsales sind also immer deafferentiert. Nach v. LANZ-WACHSMUTH und den Schemata von BOLK, HEAD, FLATAU, MÜLLER-HILLER-SPATZ (Abb. 43 rechts), DEJERINE-HANSEN, CLARA u. a. sollen diese schmal und streifenförmig ein nahezu dreieckiges Feld innervieren, welches mit seiner Basis zwischen 5. Hals- und 2. Brustwirbeldorn und mit seiner Spitze an der Spina scapulae liegt. Der klinische

Nachweis dieser Hautzone ist nach v. LANZ-WACHSMUTH bisher jedoch in der Regel nur für C_5 und C_6 gelungen, während eine Schädigung von C_7 und C_8 sich nicht objektivieren ließ. Unsere Fälle zeigten jedenfalls keine Störungen der Schmerzempfindung in

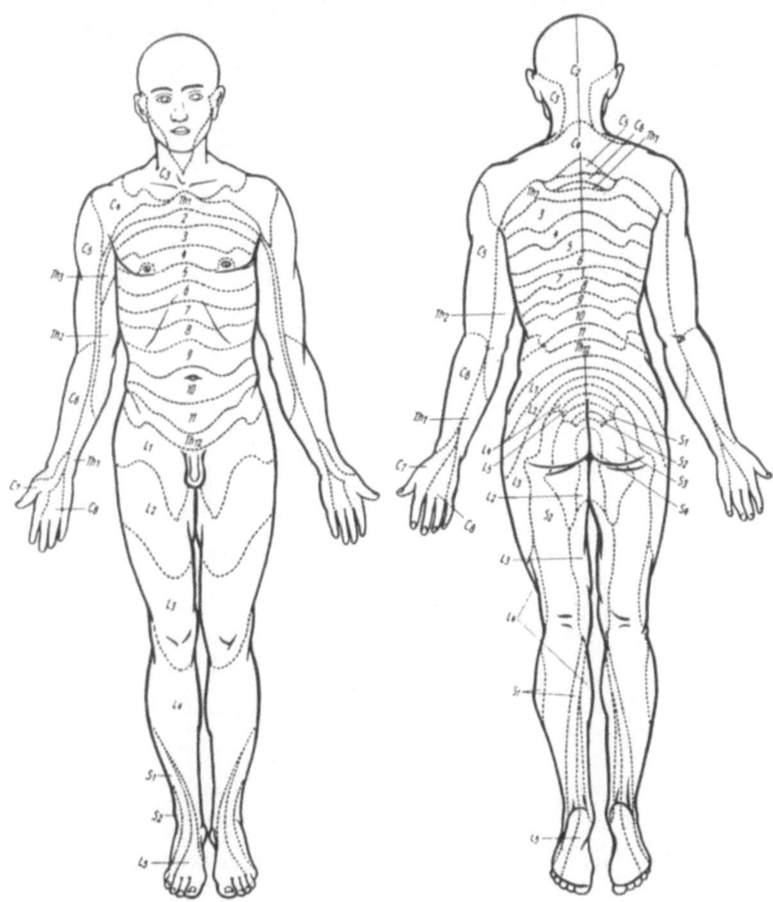

Abb. 39. Sensibilitätsschema nach CLARA

diesem Bereich, so daß von klinischem Standpunkt aus die Annahme einer dorsalen Hiatusbildung zwischen C_4 und Th_2 gerechtfertigt ist.

Das Fehlen der Sensibilitätsausfälle im Gebiet der Rami dorsales könnte eventuell durch die von CLARA erwähnten anastomotischen Verbindungen zwischen den medialen Zweigen dieser Nervenäste erklärt werden, die als Ansae cervicales dorsales im Bereich der Halsnerven beschrieben sind. Sollte durch diese Anasto-

mosen, die dann das Feld zwischen C_4 und Th_2 überbrücken müß-
ten, der klinische Nachweis der Schmerzempfindungsstörung verdeckt werden, dann wäre es im anatomischen Sinne natürlich falsch,
von einer Hiatusbildung zu sprechen. Eigenartig wäre aber, daß
diese Anastomosen, deren Ausbildung als variabel bezeichnet wird,
gerade bei allen unseren Verletzten vorgelegen haben sollten. Die
Sensibilitätsbefunde bei den Plexuswurzelausrissen beweisen die

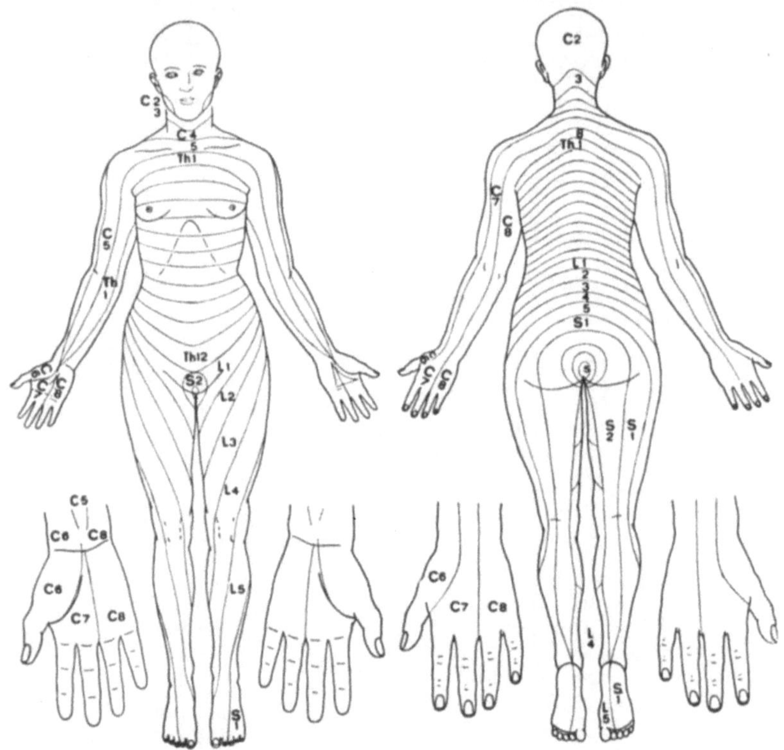

Abb. 40. Sensibilitätsschema nach KRAYENBÜHL

dorsale Hals-Rumpf-Grenzlinie zwischen C_4 und Th_2 wie im ven-
tralen Thoraxgebiet. Das Vorhandensein dieser Axiallinie wurde
1948 von KEEGAN und GARRETT in Anlehung an die Befunde von
EDINGER (Abb. 43) auf Grund der Untersuchungen bei cervicalen
Bandscheibenprolapsen bestritten und nur eine ventrale Axiallinie
zwischen C_5 und Th_1 bejaht. Diese Ansicht ist sicher ein Irrtum.
SCHLIACK teilte 1958 ein Sensibilitätsschema mit, in dem die Hals-
Rumpf-Grenzlinie zwischen C_4 und Th_2 auch dorsal gelegen ist
(Abb. 44). Diese erstmals bei Plexuswurzelausrissen beobachtete
dorsale Hiatusbildung wurde damit bestätigt.

Auch am Arm zeigen die bei den verschiedenen cervicalen Wurzelausrissen nachweisbaren radikulären Sensibilitätsstörungen

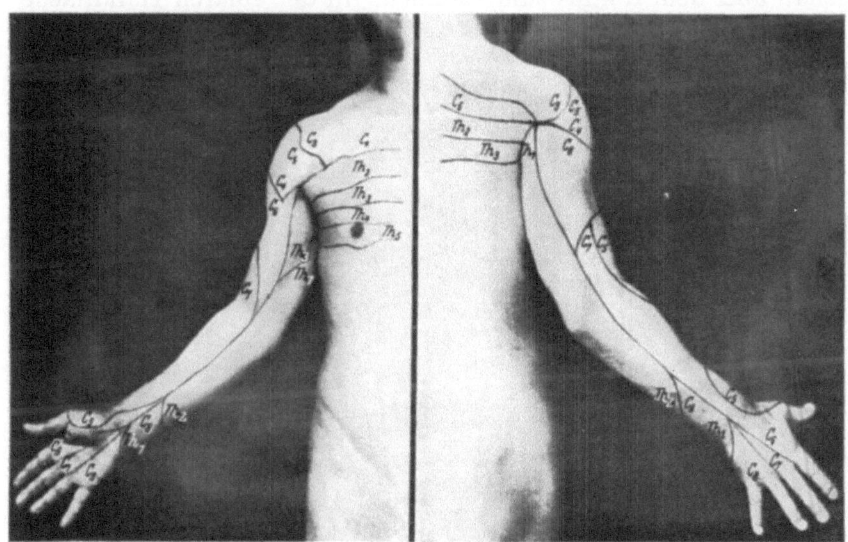

Abb. 41. Segmentschema am Arm und oberen Thorax nach O. FOERSTER

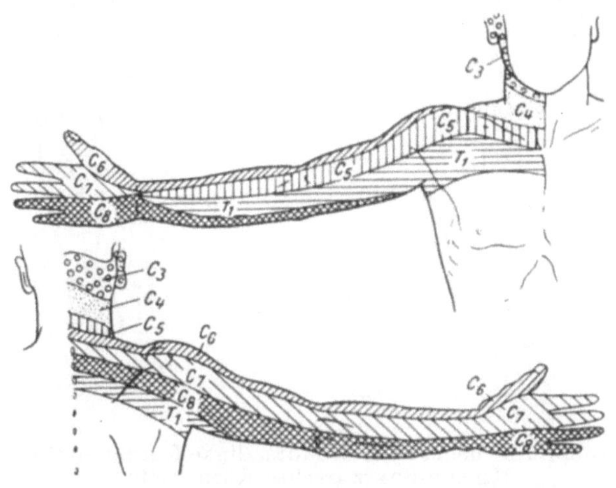

Abb. 42. Segmentschema nach KEEGAN-GARRETT

erhebliche Abweichungen gegenüber den Zonen der alten Dermatomschemata.

Das *5. Cervicaldermatom* liegt an der Außenseite des Oberarms und reicht bis etwa zum Ellenbogen.

Das *6. Cervicaldermatom* schließt sich an dieses medialwärts an.
Es läuft bis zur radialen Ellenbeugengegend und zieht von hier
genau über dem Radius zum Daumen. An der volaren Handfläche

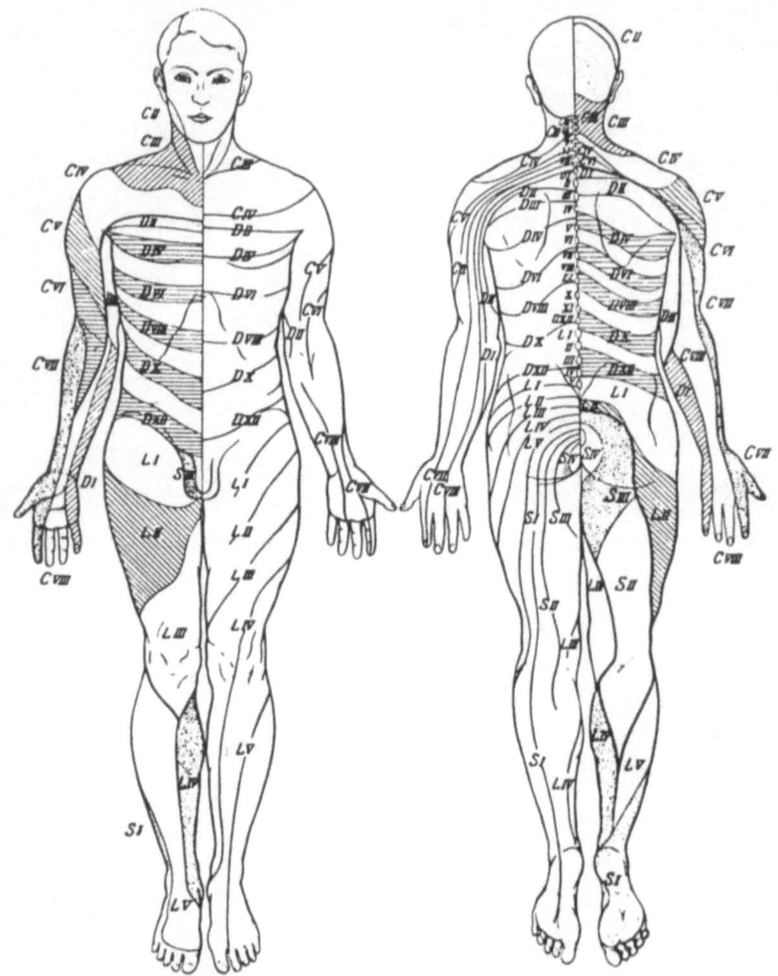

Abb. 43. Sensibilitätsschema nach EDINGER (linke Körperseite) und MÜLLER-
HILLER-SPATZ (rechte Körperseite)

umfaßt es den Daumenballen. Auf der Dorsalseite der Hand reitet
es über dem 1. Mittelhandknochen. Manchmal versorgt es auch die
Radialseite des Zeigefingers.

Das *7. Cervicaldermatom* hat zwei Bänder. Das eine zieht
medial von der Hautzone des 6. Segments auf der Beugeseite des

Ober- und Unterarms zum Handgelenk. An der Handinnenfläche
beschickt es teilweise nur den Zeige- und Mittelfinger, teilweise auch
den Ringfinger. Das zweite Band schließt sich am Oberarm lateralwärts an das 5. Segment an und liegt an der Vorderarmstreckseite
lateral vom 6. Segment. An der dorsalen Handfläche innerviert es
den 2. bis 3. oder auch 4. Finger.

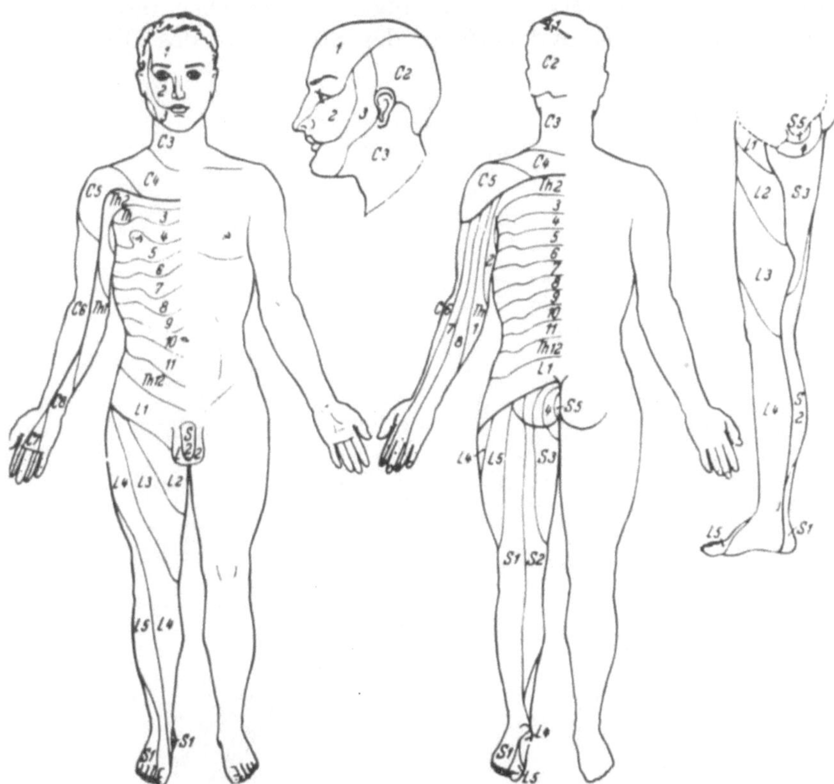

Abb. 44. Sensibilitätsschema nach SCHLIACK

Das *8. Cervicaldermatom* besitzt ebenfalls zwei Streifen, die
jeweils auf der ulnaren Beugeseite bzw. ulnaren Streckseite des
Ober- und Unterarms entlangziehen. Am Handgelenk vereinigen
sie sich. An der Hand werden die Außenseite und der 5., gelegentlich
auch der 4. Finger sensibel versorgt.

Das *1. Thoracaldermatom* ist an der Innenseite des Oberarms
durch einen Zipfel des Th$_2$-Dermatoms gespalten. Seine beiden
Ausziehungen vereinigen sich kurz oberhalb des Olecranon, manchmal auch höher. An der Ulnarseite des Vorderarms entlang läuft
das Band spitzwinkelig bis zum Handgelenk.

Die Schulter-Achselgegend und der proximale Oberarmanteil
werden nur vom 4. Cervical- und 2. Thoracaldermatom versorgt.
Kappenförmig umfaßt das erstere die Schulterwölbung, ventral
bis zur vorderen, dorsal bis zur hinteren Achselfalte reichend.

Das *2. Thoracaldermatom* kleidet die Achselhöhle aus, zieht von
der medialen Vorderseite des Biceps in schräger Richtung nach
hinten und caudalwärts bis kurz oberhalb des Olecranon. Hier
endet es spitzwinklig und läuft an der Streckseite des Oberarms

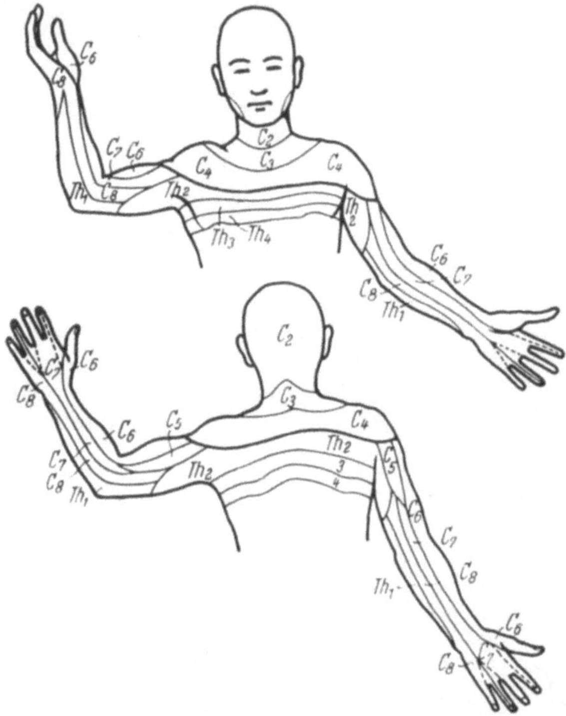

Abb. 45. Dermatombegrenzungen am Hals, an der oberen Thoraxpartie
und am Arm für die Schmerzempfindung (Algetische Dermatome)

zurück. In Höhe der hinteren Achselfalte tritt es wieder an den
Rumpf, den es unterhalb des C_4-Dermatoms in einem geschlossenen Band umgreift.

In ein Phantom aufgezeichnet, ergibt sich für die Schmerz-
empfindung ein Dermatomschema, in dem die ventrale und dorsale
Hals-Rumpf-Grenzlinie zwischen den Segmenten C_4 und Th_2 liegen.
Diese beiden Linien vereinigen sich in der Hals-Arm-Grenzlinie,
die zwischen der lateralen Begrenzung von C_4 und den cranialen
Rändern der Segmente C_5—C_8 verläuft. (Abb. 45).

Dieses Schema besitzt selbstverständlich wie alle bisherigen Schemata gewisse Fehlerquellen. Es ist nicht möglich, die Überlappung benachbarter Dermatome, die auch bei den Algesiefeldern vorhanden ist und bekanntlich einer gewissen Schwankungsbreite unterliegt, in ihrer vollen Auswirkung zu berücksichtigen. Es sind hauptsächlich die Kernfelder (DUSSER DE BARENNE 1912) dargestellt.

Die individuellen Plexuswurzelbezüge (SHERRINGTON 1898, KLESSENS 1913 u. a.) müssen beachtet werden. Beim präfixierten Plexustyp sind die oberen Wurzeln prozentual stärker als die unteren an der Plexusbildung beteiligt. Beim postfixierten Typ ist es umgekehrt. Diese Modifikation in der Plexuszusammensetzung bedingt wahrscheinlich die Variation in der sensiblen Handversorgung, die — wie oben angegeben — besonders an den Fingern nicht konstant ist. Zum andern erklärt die stärkere Beteiligung des Th_2-Segments beim postfixierten Plexustyp die verschiedene Größe des Hautareals an der Innenseite des Oberarms.

Eine weitere Möglichkeit für die variablen Sensibilitätsverhältnisse am Arm ist durch sogenannte Wurzelanastomosen gegeben, auf die KAZZANDER (1891), SHERRINGTON (1898), WEIGNER (1901), STREETER (1904), SCHWARTZ (1956), PALLIE (1959) u. a. hingewiesen haben. Besonders im Cervicalgebiet kommen derartige Faserverbindungen zwischen Hinterwurzeln benachbarter Segmente im intraduralen Bereich häufig vor. Sie verursachen, abgesehen von den atypischen Sensibilitätsbefunden, die Mißerfolge bei hinteren Rhizotomien, wenn sie bei der Operation übersehen werden.

Bei Berücksichtigung dieser Faktoren ist es verständlich, daß ein Dermatomschema besonders im Übergangsgebiet von Hals-Schulter-Arm nur ein Normschema darstellen kann. Abweichungen davon kommen vor und betreffen sowohl die Verhältnisse an der Schulter als auch an der Hand. Das vorstehende Segmentschema ist ein Schema der Algesiefelder. Die Empfindungsqualitäten der taktilen Ästhesie, die eine viel weitgehendere Überlagerung der Randfelder zeigen, und die z. B. den Befunden von O. FOERSTER zugrunde gelegt sind, wurden bei der Aufstellung bewußt nicht berücksichtigt. Ziel der Untersuchungen war, die bei totalen und genau zu lokalisierenden Wurzelschädigungen feststellbaren Störungen der Schmerzwahrnehmung in ein Dermatomschema einzuordnen, da die Prüfung der Schmerzempfindung bei der klinischen Untersuchung am sichersten und schnellsten über bestehende Sensibilitätsausfälle unterrichtet. Für die topische Rückenmarksdiagnostik von Wichtigkeit ist die Feststellung, daß sowohl ventral als auch dorsal eine Hiatusbildung zwischen den Segmenten C_4 und Th_2 besteht. Daraus ergibt sich, daß bei Erkrankungen des Rückenmarks oder der Nervenwurzeln in Höhe von C_5—Th_1 am Hals und der Schulter keine Sensibilitätsstörungen auftreten. Am Arm jedoch zeigen diese Prozesse ihrer Segmenthöhe entsprechende Ausfälle.

Als Leitsatz kann gelten, daß Sensibilitätsstörungen am Hals und der Schulter bis etwa zum Unterrand der Clavicula und der Spina scapulae hin auf Krankheitsprozesse im Bereich der 3. und 4. Cervicalwurzel bzw. des 3. und 4. Cervicalsegments hinweisen. Segmentartig begrenzte sensible Ausfallserscheinungen am Rumpf unterhalb des Schlüsselbeins bzw. der Spina scapulae sind — wenn keine Störungen der Gefühlsempfindung am Arm vorliegen — durch Prozesse des 2. Thoracalsegments bzw. der tiefer liegenden Segmente bedingt. Schädigungen des Rückenmarks im Bereich von C_5—Th_1 zeigen neben der Sensibilitätsstörung am Arm als Folge der Querschnittsläsion meist auch eine Aufhebung oder Herabsetzung der Schmerzempfindung am Rumpf von Th_2 an abwärts. Demgegenüber weist eine segmentartige Sensibilitätsstörung am Arm ohne Beteiligung der Rumpfsegmente am ehesten auf eine isolierte Läsion der Nervenwurzeln in Höhe von C_5—Th_1 hin.

b) Die motorischen Ausfallserscheinungen bei Läsionen der Armplexuswurzeln

Die motorischen Ausfallserscheinungen bei den verschiedenen Verletzungsarten waren abhängig von der Höhe und Anzahl der durchtrennten Wurzeln. Sie zeigten das Bild der bekannten kompletten und inkompletten Lähmungstypen, deren Grad und Ausdehnung auf Grund segmentanalytischer Betrachtungsweise verständlich werden.

An der Muskulatur geht während der embryonalen Entwicklungsvorgänge die metamere Gliederung viel weitgehender verloren als an der Haut. Die Vereinigung benachbarter Myotome zu den einzelnen „Muskelindividuen" bedingt eine Aufgabe der primären Segmentation zugunsten höherer funktioneller Einheiten. Auch hier läßt sich aber aus dem Nervenfaserbezug die ursprüngliche Metamerie nachweisen, da jedes Myotom für immer seine motorische Innervierung aus der ventralen Wurzel seines Ursegments beibehält (Abb. 46).

Die pluriradikuläre Innervation der Muskulatur ist die Folge der Verschmelzung des Bildungsmaterials. Beim ausgewachsenen Individuum gibt es nur mehr ganz wenige „monomere" Muskeln. Als solche sind am Rumpf z. B. die Musculi interspinales und intercostales und an den Extremitäten die erwähnten „Kennmuskeln" (SCHLIACK) bekannt.

Bei Untersuchung der Innervationsverhältnisse der „pluriradikulären" Rumpfmuskulatur stellte bereits SHERRINGTON (1892) durch den Nachweis der Degeneration nach Durchtrennung oder auch nach Reizung einzelner ventraler Wurzeln mehr oder weniger scharf abgegrenzte Abteilungen fest, die jede nur von einer Wurzel versorgt waren. VAN RIJNBERK und KAISER (1928) bestätigten diese Unterteilung beim Hund und zeigten, daß auch im Randgebiet dieser Muskelfelder nur eine geringe Vermischung von Nervenfasern der benachbarten Wurzelsegmente stattfindet.

Beim Menschen sah O. FOERSTER (1936) bei Wurzelreizungen und Durchschneidungen gleiche Verhältnisse. Er erwähnt als isoliert von C_5 innerviert die claviculäre Portion des Pectoralis major sowie die getrennte radiculäre Versorgung bestimmter Abschnitte des Rectus abdominis und der seitlichen Bauchmuskeln.

Im Gegensatz zu dieser „gefelderten Innervation" der Rumpfmuskulatur besteht an den Extremitäten meist eine „diffuse Inner-

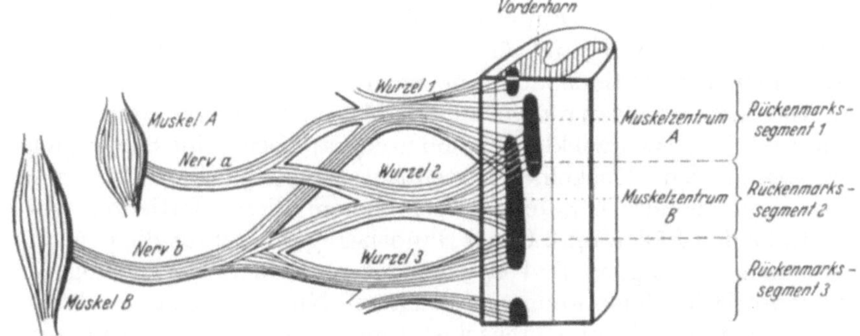

Abb. 46. Schema
der pluriradikulären Innervation der Extremitätenmuskulatur (nach BING)

vation" der Muskeln. Hier bildet das von einem einzelnen Myotom abstammende Material nicht mehr einen abgrenzbaren Bezirk, sondern die aus verschiedenen Myotomen kommenden Muskelfasern sind untereinander vermischt. Die Endverzweigungen der an der Versorgung beteiligten Nervenwurzeln breiten sich infolgedessen auch diffus über den Gesamtmuskel aus und vereinigen sich zum Geflecht des „intramuskulären Nervenplexus", in dem sich die Fasern der Bildungssegmente mehr oder weniger vollkommen überlagern. Die Frage, ob dabei eine plurisegmentale Innervation einzelner Muskelfasern vorkommt, d. h. ob eine einzelne Muskelfaser von motorischen Endplatten aus verschiedenen Rückenmarkssegmenten beschickt ist, ist trotz mannigfaltiger anatomischer und physiologischer Untersuchungen noch nicht eindeutig geklärt (AGDUHR 1919, WILSON 1921, BERITOFF 1924, DE BOER 1925, FULTON 1925, KATZ 1925, QUEDNAU 1926, WEISS 1926, CATELL

1928, BRODMAN-CATTEL 1930, HINTNER 1930, MATHER 1930, FISCHER 1931, HUNT-KUFFLER 1954 u. a.).

Bei isolierter Reizung einer Bezugswurzel kontrahiert sich ein Muskel mit diffuser Innervation insgesamt. Umgekehrt bedingt aber die Läsion nur einer Wurzel meist keinen völligen Funktionsausfall, sondern nur eine Schwächung der Kontraktionsfähigkeit, die abhängig ist von der prozentualen Beteiligung der geschädigten Wurzel an der Gesamtinnervation des Muskels.

So konnten wir wie O. FOERSTER nach isolierter Durchtrennung der 5. Cervicalwurzel wegen eines Neurinoms einmal eine schwere Funktionsbeeinträchtigung des Musculus deltoideus und des Biceps beobachten. Beide Muskeln waren trotz ständiger intensiver mediko-mechanischer Behandlung weitgehend atrophisch. Außerdem bestand eine völlige Atrophie des oberen Pectoralisanteils und des Musculus supra- und infraspinatus. Elektromyographisch ließ sich die Herabsetzung der Funktion dieser Muskeln, deren motorische Innervation vom 5. und 6. Cervicalsegment aus erfolgt, durch Auszählen der Aktionspotentiale nachweisen.

Im Gegensatz dazu war ein anderes Mal nach isolierter Durchtrennung der 6. Halswurzel klinisch und myographisch keine Schädigung der genannten Muskeln feststellbar. Eine Sensibilitätsstörung lag — wie bereits erwähnt — bei keinem dieser Patienten vor.

In beiden Fällen muß C_5 als Hauptbezugswurzel für die genannten Muskeln fungiert und C_6 eine untergeordnete Bedeutung für die motorische Versorgung gehabt haben. Nur so ist es zu erklären, daß im ersten Falle die Durchschneidung von C_5 eine schwere Parese und im zweiten Falle die Rhizotomie von C_6 keine Ausfallserscheinungen zur Folge hatte.

Bei 9 Wurzelausrissen C_5—C_6 zeigte sich am Arm immer das Bild der kompletten oberen Plexuslähmung mit Paralyse des Deltoideus, Biceps und Coracobrachialis. Nach Ausriß der Wurzeln C_5—C_7 fanden sich neben der totalen oberen Plexusläsion zusätzlich Lähmungen wechselnden Grades an den Armstreckern. In 3 Fällen ließ sich gegenüber der gesunden Seite nur eine geringe Schwäche des Tricepsmuskels feststellen. Bei 8 Patienten bestand eine totale Paralyse der Streckmuskulatur.

Parallel zur Ausprägung dieser Lähmungserscheinungen des Tricepsmuskels verhielt sich am Vorderarm die Funktionsbeeinträchtigung der Hand- und Fingerstrecker. Bei Paralyse des Triceps waren auch die Handstrecker vollständig gelähmt. Bei Tricepsteilschädigungen waren Paresen etwa gleichen Grades an den Vorderarmextensoren vorhanden. Der zusätzliche Ausriß der 8. Cervicalwurzel hinterließ immer eine totale Lähmung dieser Muskelgruppe.

Das läßt annehmen, daß eine gewisse Parallelität der Wurzelbezüge für die Armstreckmuskeln besteht. Hauptbezugswurzel für
alle Extensoren kann C_7 oder C_8 sein.

Bei den Hand- und Fingerflexoren war dieses Abhängigkeits-
verhältnis auch ausgeprägt. C_5—C_7-Schädigungen bedingten keine
merkbaren Störungen der Beugefunktionen. C_5—C_8-Läsionen hatten aber immer eine schwere Beugelähmung zur Folge. Manchmal
waren dabei lediglich die Interossei nicht beeinträchtigt, deren
Innervation hauptsächlich von der 1. Thoracalwurzel aus erfolgt.

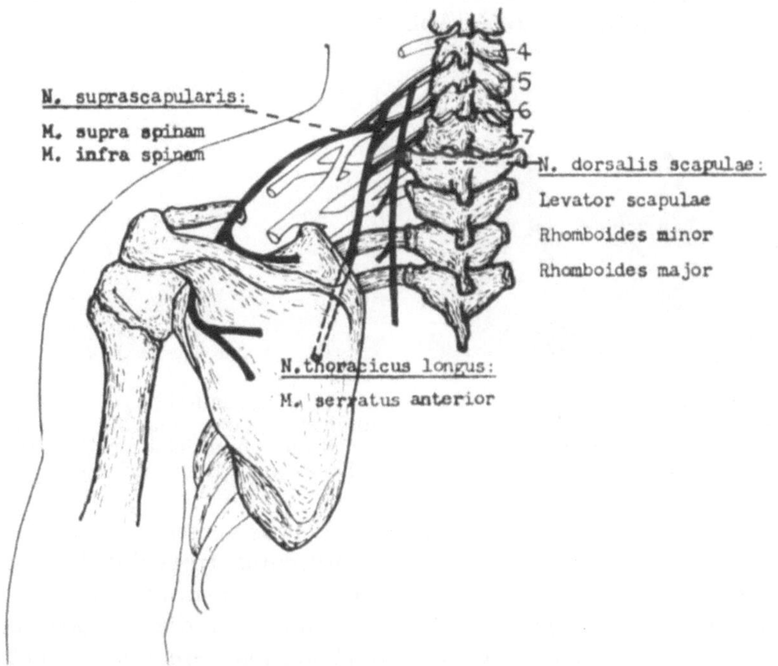

Abb. 47. Schematische Darstellung der oberen Plexusanteile und der von ihnen
abgehenden Nervenäste zur Schulter und Rückenmuskulatur (nach SCHULER)

Die vom Plexus brachialis aus versorgten Muskeln am Schultergürtel besitzen — wie die Armmuskulatur — eine diffuse Innervation.
Typisch für die Wurzelschädigung C_5—C_6 sind die Paralyse und
Atrophie des Musculus supra- und infraspinatus. Beim Ausriß
der 5. bis 7. Wurzel sind auch der Musculus levator sapulae, rhom-
boideus und serratus anterior vollständig gelähmt. Die Nerven dieser
Muskeln zweigen kurz nach dem Austritt aus der Dura von den
Wurzeln C_5—C_6 (Nervus suprascapularis) bzw. C_5—C_7 (Nervus
dorsalis scapulae und thoracicus longus) ab (Abb. 47). Der Nach-

weis dieser Schädigung deutet auf den radikulären Sitz der Läsion hin (SHALLOW 1930, JAEGER-WHITELAY 1953).

Der Musculus pectoralis major (C_5—Th_1) und latissimus dorsi (C_6—C_8) lassen wie die Rumpfmuskulatur eine Felderung ihrer Innervation erkennen. Kombiniert mit den Ausfallserscheinungen der oberen Plexuslähmung lag bei Läsion der 5. und 6. Cervicalwurzel immer eine völlige Atrophie der claviculären Portion des Pectoralis vor. Entsprechend der Ausdehnung der Nervenschädigung zeigte sich eine mehr oder weniger weitgehende Muskelatrophie, die sich mit zunehmender Tiefe der Wurzelausrisse nach caudal hin ausbreitete (Abb. 48).

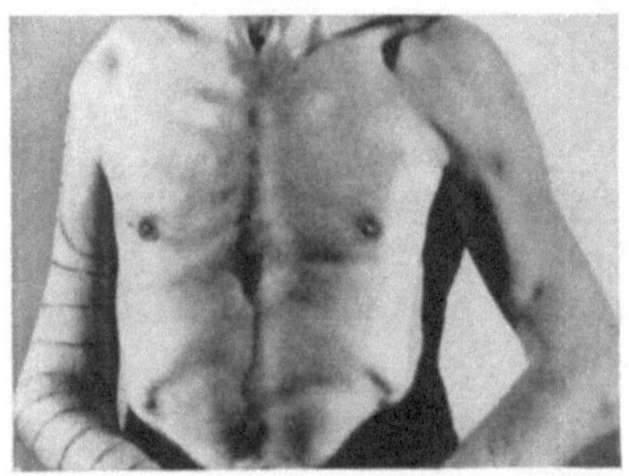

Abb. 48. Wurzelausriß C_5—Th_1 rechts. Totale Atrophie des Musculus pectoralis major rechts (Beobachtung 54)

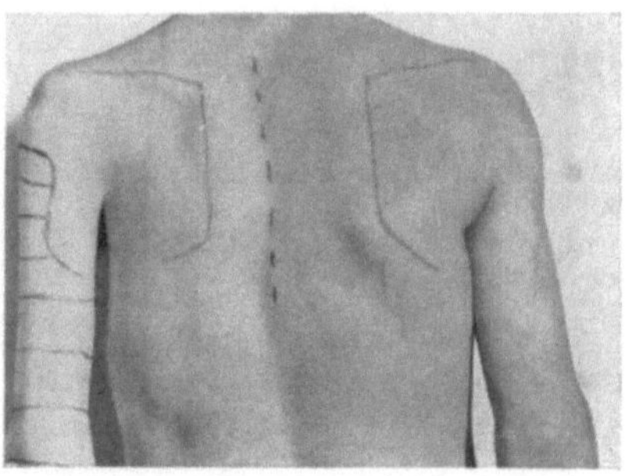

Abb. 49. Wurzelausriß C_5—Th_1 links. Annäherung der Scapula an die Wirbelsäule und leichter Schulterhochstand (Beobachtung 53)

Die völlige Unversehrtheit des vom Nervus accessorius und den oberen Cervicalwurzeln innervierten Musculus trapezius bedingt bei allen diesen Verletzten einen Schulterhochstand sowie eine Annäherung des Margo vertebralis scapulae an die Wirbelsäule (Abb. 49), da die anderen am Schulterblatt inserierenden Muskeln gelähmt sind. Die obere Portion des Trapezius bewirkt dabei eine Hebung des akromealen Endes des Schlüsselbeins und des Schulterblatts. Die untere Portion zieht die Scapula zur Wirbelsäule hin.

III. Klinische und tierexperimentelle Untersuchungen zur Klärung der Zwerchfellinnervation

Die mittleren Cervicalwurzeln versorgen motorisch die Muskulatur des Zwerchfells. Die Angaben über die Segmentlokalisation der Phrenicuswurzeln beruhen auf anatomischen Feststellungen.

Von klinischer Seite wurden bisher exakte Untersuchungen zur Klärung des Phrenicuswurzelgebietes nicht durchgeführt. Radikulär bedingte Zwerchfellinnervationsstörungen konnten beim Menschen noch nicht überzeugend nachgewiesen werden. Bei unseren Patienten mit genau bekannten cervicalen Wurzelschädigungen war durch eingehende Untersuchungen eine Bestimmung der Phrenicuswurzelbezüge möglich.

Das gemeinsame Vorkommen von Zwerchfellähmungen und Läsionen des Plexus brachialis nach stumpfen Schultertraumen ist selten beschrieben.

Erstmals wurde es von NAUNYN (1902) erwähnt, der diesen Symptomenkomplex auf eine Verletzung der 5. bis 7. Cervicalnerven zurückführte, von denen der Phrenicus noch Fasern erhalten soll. Dieselbe Deutung gaben FRISCHAUER (1905) und MORITZ (1906). KALB (1907) beobachtete bei einem Fall von totaler Armlähmung eine Zwerchfellparalyse mit Sensibilitätsstörung im Supraclaviculargebiet und erklärte diese durch Läsion des 4. Halssegments oder der 4. Wurzel. Die Zerreißungsstelle der Nerven vermutete er in Höhe des Wurzelaustritts aus dem Wirbelkanal. Auch WINTERSTEIN (1921) nannte „als wichtiges Symptom für die Erkennung einer hohen Phrenicuslähmung" den Ausfall der Nervi supraclaviculares. SHALLOW (1930) bezeichnete die Zwerchfellähmung als typisch für eine Schädigung der Wurzelzonen. SALAZAR DE SOUSA (1938) sah Wurzelabrisse des Brachial- und Cervicalplexus mit gleichseitigem Zwerchfellhochstand bei einem Kind, dem der Arm von einem vorbeifahrenden Auto nach vorne gerissen wurde. Dieselben Verletzungsfolgen nach einem Motorradunfall führte STAHL (1936) auf Abquetschungen der Nervenwurzeln auf den Querfortsätzen der Halswirbelsäule zurück. Nach BARNES (1949) bestehen Lähmungen des Diaphragma bei Läsionen der 5. und 6. Halswurzel.

Nach Geburtstraumen treten Armplexus- und Phrenicusparalysen öfters kombiniert auf. Sie sind Folge von Zerrungen oder Kompressionen der Nervenstränge bzw. Nervenwurzeln beim Geburtsakt (WEIGERT 1920, KOFFERATH 1921, LANDSBERGER 1926, SCHWEIZER 1927, MULZER 1928, LEDEC 1931, RUPILIUS 1934, COCCHI 1937), sollen aber auch durch intrauterine Schädigungen bedingt sein (GOURNAY-PAREUX-ODINET-OLIVIER 1936, GOLL-PERZ 1941, BUDA 1947). Die Lähmung der Armmuskeln zeigt dabei häufig bessere Rückbildungstendenz als die des Zwerchfells (EPSTEIN 1927, REMÉ 1930).

Bei einer 1958 durchgeführten ersten Reihenuntersuchung von 20 traumatischen Wurzelausrissen zeigte sich bei 2 Verletzten, abgesehen von den Lähmungen und Sensibilitätsstörungen am Arm, eine Analgesiezone im oberen Thoraxbereich, wie sie im vorhergehenden als Ausbreitungsareal des 4. Cervicaldermatoms geschildert ist (Abb. 50). Bei beiden bestand im Gegensatz zu den anderen Patienten eine gleichseitige Zwerchfellähmung. Die operative Revision des geschädigten Wurzelgebietes durch Prof. RÖTTGEN hatte neben Ausrissen der Bezugswurzeln des Plexus brachialis eine Läsion der 4. Cervicalwurzel ergeben, so daß das gemeinsame Vorkommen der Zwerchfellähmung und des bandartigen Sensibilitätsausfalls an der Schulter als Zeichen für eine C_4-Schädigung gewertet werden konnte. Die Beobachtung, daß nur bei Verletzung der 4. Halswurzel eine Zwerchfellähmung auftrat, bei Läsionen der 5. und tiefer gelegenen Wurzeln die Zwerchfellfunktion aber intakt war, stimmte mit den Angaben im Schrifttum nicht überein.

Auf Grund ontogenetischer Vorstellungen erfolgt die Ausbildung des Zwerchfells aus zunächst getrennten Anlagen der ventralen Körpermuskulatur, die dem 3. und 4. oder 4. und 5. Cervicalmyotom entstammen (v. GÖSSNITZ 1901, LEWIS 1910, CORNING 1925, GRUBER 1927, KÖRNER 1939, CLARA 1959). Im Verlauf der embryonalen Entwicklung kommt es beim Descensus der Halseingeweide zu einer weitgehenden caudalwärts gerichteten

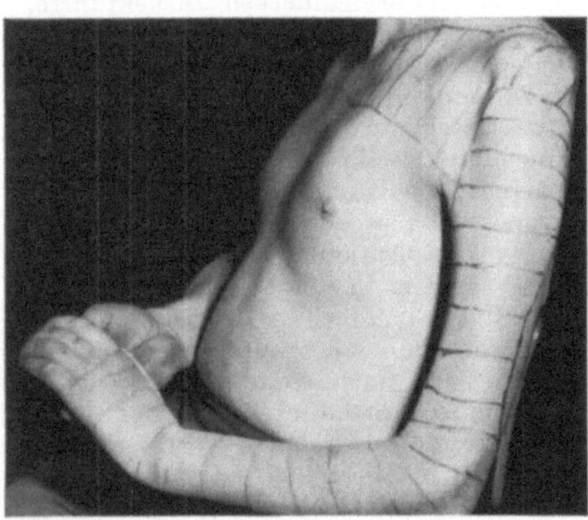

Verlagerung dieses Bildungsmaterials. Durch den versorgenden Nerven bleibt dabei die Verbindung zwischen Rückenmarkssegment und Myotom, die nach CLARA (1959) „das konservativste Verhältnis im ganzen Organismus" darstellt, unverändert bestehen. Demnach bezieht der Nervus phrenicus seine Fasern zum Hauptanteil aus dem 4. Cervicalsegment. Daneben werden von den einzelnen Autoren als Wurzelzonen meist noch das 3. und 5. Segment genannt (ELZE 1929, FELIX 1922, YANO 1928, SIEGLBAUER 1935, SOBOTTA 1938 u. a.).

Abb. 50. Wurzelausriß C_4—Th_1. Analgesiebezirk im C_4-Dermatom längsgestrichelt (Beobachtung 43)

HJELMMAN (1931) wies bei 100 Präparationen in 45% Ursprünge aus $C_4 + C_5$, in 31% aus $C_3 + C_4 + C_5$, in 15% nur aus C_4, in 8% aus $C_3 + C_4$ und in 1% nur aus C_3 nach. Von LOCCHI (1932) wurde an 50 Leichen bei der Bildung des Phrenicusstammes in 50% die Beteiligung der 3. Halswurzel und in 93% die der 5. Halswurzel beobachtet.

Durch histopathologische Untersuchungen stellte KRISTENSON (1934) nach Phrenicusexairese Chromatolysen der Vorderhornzellen des 3. und 4. Halssegments fest. URECHIA und MIHALESCU (1927) sowie DAGNELIE (1934) bemerkten außerdem noch Zellveränderungen im oberen Teil des 5. Segments.

Höher und tiefer gelegene Phrenicuswurzelbezüge sollen öfters vorkommen. VON GÖSSNITZ (1901) erwähnt bei 57 Phrenici 19 Fälle mit Versorgung aus C_3-, 46 aus C_4-, 53 aus C_5-, 34 aus C_6- und 4 aus C_7. KUTOMANOW (1924) fand bei der Untersuchung von 200 Halsregionen an 100 Leichen am häufigsten die Ursprungssegmente $C_4 + C_5$ bzw. $C_4 + C_3$. Dann folgten in abnehmender Reihenfolge $C_4 + C_6$, — $C_4 + C_1$, — $C_3 + C_5$, — $C_4 + C_5 + C_3$ — sowie $C_4 + C_5 + C_6$. Von DILLON (1928) werden auf Grund der Befunde von FELIX (1922) Wurzelfasern aus C_1, C_2 sowie C_6 und C_7 angegeben.

Nach KUTOMANOW (1924) dominiert der „einfache" Phrenicus (64,5%). GOETZE (1925) beobachtete bei 25 Untersuchungen in 32% „einfache"

Phrenici mit Wurzelbezug aus C_4. Für die „mehrwurzeligen" Nerven gibt er daneben Ursprünge aus C_2 und C_3 sowie C_5 und C_6 an.

Rousseaux und Michel (1929) stellten am Phrenicusstamm 3 Einzelstränge fest, von denen der mediale aus C_3 und C_4, der laterale aus C_3 und der innere vom Halssympathicus seine Fasern beziehen soll.

Nebenphrenici sind häufig beschrieben (Kelley 1950). Diese entspringen nach Yano (1928) meistens von der 4. und 5. Wurzel. Hjelmman (1931) fand sie am häufigsten aus C_2 und nie aus tieferen Wurzeln als C_4 kommend. „Mediale Nebenphrenici" sollen nach Clara (1959) aus C_2 und C_3 und „laterale Nebenphrenici" aus C_7, C_8 und Th_1 ihre Bezüge erhalten. Von v. Lanz und Wachsmuth (1955) werden für diese akzessorischen Nerven neben den normalen Stammsegmenten C_3-C_5 ebenfalls Verbindungen aus C_6 und C_8/Th_1 angegeben.

Bei mehrwurzeligem Bezug des Nervus phrenicus konnte in Tierversuchen durch faradische Reizung der einzelnen Wurzeln eine segmentäre Innervation bestimmter Zwerchfellabschnitte beobachtet werden (Fuchs 1898, Cardin 1935, Rohr und Lenz 1960). Als konstante Beziehung ließ sich hierbei feststellen, daß die oberen Wurzeln mehr die ventralen und die unteren mehr die dorsalen Muskelbezirke versorgen, ohne daß bei den verschiedenen Tierarten, entsprechend der Variabilität der Wurzelbezüge, eine feste Segmentzugehörigkeit überzeugend nachgewiesen werden konnte. Auch entwicklungsgeschichtlich soll es beim Menschen nach Clara begründet sein, daß die obere Bildungsanlage ihre Nervenfasern zur Pars sternalis und costalis und die untere ihre Fasern zur Pars lumbalis hinsendet.

Die variablen Angaben der einzelnen Autoren über die Ursprungssegmente des Nervus phrenicus und über die beim Menschen bisher nicht einwandfrei geklärte radikuläre Innervation bestimmter Zwerchfellabschnitte gaben die Veranlassung zur Untersuchung der Phrenicuswurzelbezüge und der bei den verschiedenen cervicalen Wurzelläsionen vorliegenden Zwerchfellfunktionsstörungen. Diese Untersuchungen wurden gemeinsam mit dem Röntgenologen Dr. Lenz durchgeführt, da nur durch eine exakte röntgenologische Funktionsanalyse feinere Innervationsstörungen am Zwerchfell nachgewiesen werden konnten.

Durch Tierversuche wurden die Beobachtungen eingeleitet. Zunächst haben wir wie Fuchs (1898), Felix (1922) und Cardin (1935) bei Katzen nach Laminektomie des Cervicalgebietes durch elektrische Reizung einzelner Wurzeln die Bezugssegmente des Nervus phrenicus bestimmt. Dabei fanden wir wie Jansen (1931) nach Rhizotomien und Ono (1934) sowie Tatesi (1940) auf Grund histologischer Ergebnisse die 5. und 6. Halswurzel als Hauptbezugswurzeln.

Zum Nachweis, ob von diesen Phrenicuswurzeln aus eine getrennte radikuläre Innervation bestimmter Zwerchfellabschnitte erfolgt, wurden daraufhin die 5. und 6. sowie auch die diesen benachbarten Cervicalwurzeln in einer Versuchsreihe bei 10 Katzen faradisch gereizt. Im Gegensatz zu den früheren Untersuchungen kontrollierten wir den Reizeffekt am Diaphragma nicht nur durch

Direktbetrachtung des nach Laparotomie freigelegten Zwerchfells oder mit Hilfe der Durchleuchtung, sondern wir erfaßten die Leuchtschirmbeobachtungen außerdem kinematographisch[1], so daß eine genaue Objektivierung der Befunde möglich war.

Von allen Katzen haben wir zur Kontrolle Röntgenkinoaufnahmen der normalen Zwerchfellbewegungen im sagittalen und seitlichen

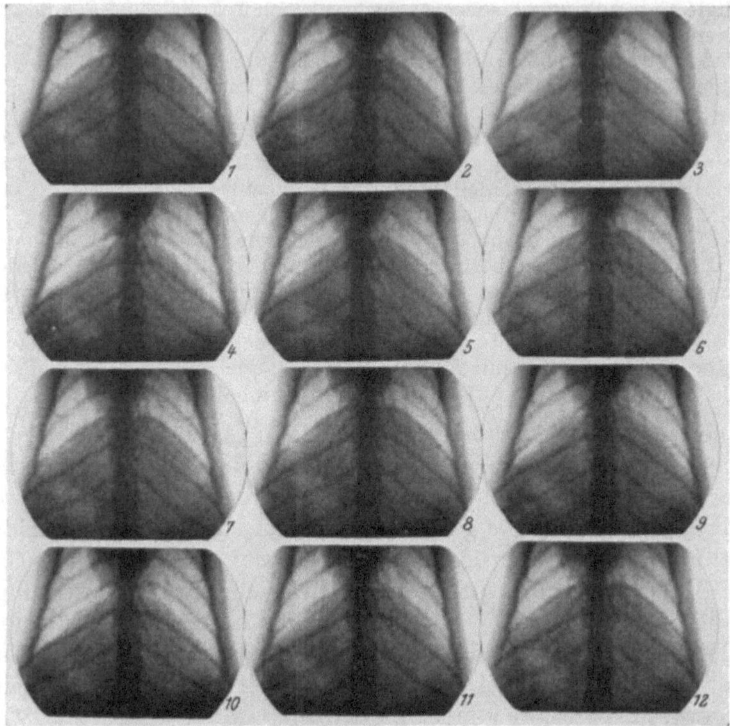

Abb. 51. Röntgenkinematogramm (sagittaler Strahlengang) bei normaler Atmung. Aufnahmefrequenz 16/sec, jedes 8. Bild ist wiedergegeben

Strahlengang angefertigt. Zum Vergleich mit den später zu demonstrierenden Befunden wird ein solches Kinematogramm von 2 Atemzügen abgebildet. Aus dem mit einer Frequenz von 16 Aufnahmen/sec aufgenommenen Filmstreifen ist jedes 8. Bild wiedergegeben (Abb.51).

Auf Bild 1 stehen beide Zwerchfellhälften konvexbogig begrenzt in Exspirationsstellung. Das Herz liegt bei der Katze in der Mittellinie und sitzt nicht wie beim Menschen breitbasig dem Zwerchfell auf. Bild 2 und 3 zeigen die inspiratorische Abwärtsbewegung,

---

[1] Zur Kinematographie wurde der 12,5-cm-Bildverstärker der Firma Philips mit eingebauter 35-mm-Arriflex-Filmkamera verwandt.

wobei es zur Öffnung der Sinus phrenicocostales kommt. Gegen Ende der Inspirationsphase hat sich das Zwerchfell im costalen Anteil beiderseits etwa um Rippenraumbreite caudalwärts verschoben (Bild 4). Der herznahe Abschnitt senkt sich etwas weniger, so daß eine mäßige Abflachung des Zwerchfellbogens resultiert. Die konvexe Zwerchfellwölbung bleibt bei normaler Einatmung

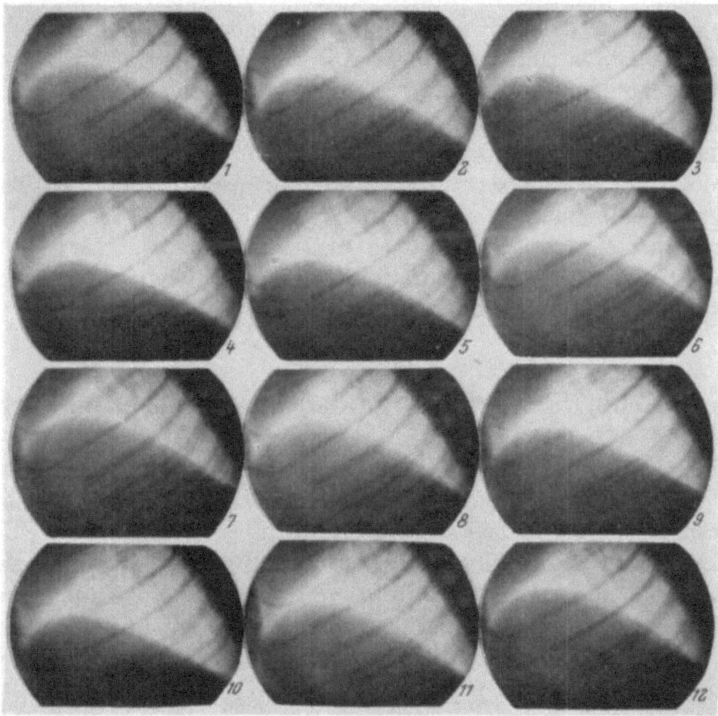

Abb. 52. Röntgenkinematogramm (seitlicher Strahlengang) bei normaler Atmung. Aufnahmefrequenz 16/sec, jedes 8. Bild ist wiedergegeben

immer erhalten. Nach Erreichen der tiefsten Inspirationsstellung schließt sich sofort die exspiratorische Aufwärtsbewegung an (Bild 5 bis 8). Die Ausatmungsphase dauert etwas länger als die Einatmungsphase. In der Exspirationsstellung scheint das Zwerchfell kurz zu verharren (Bild 7 und 8). Diese Erscheinung wird auf eine Erhöhung des Strömungswiderstandes bei abnehmender Dehnungslage der Lunge zurückgeführt. Bei der anschließenden Inspiration kommt es als Folge der Caudalverschiebung wieder zur Erweiterung des Zwerchfellrippenwinkels und Herzzwerchfellwinkels (Bild 9 und 10). Bild 11 und 12 zeigen die Aufwärtsbewegung in der zweiten Exspirationsphase. Die Röntgenkinoaufnahmen der Abb. 52 demonstrieren die normale Atemverschieblichkeit des Zwerchfells im seitlichen Strahlengang.

Im vorderen oberen Bildabschnitt befindet sich jeweils der Herzschatten, der dem Diaphragma nicht direkt aufsitzt. Die Zwerchfellkontur ist stark gewölbt. Der lumbale Anteil reicht weiter caudalwärts als der sternale. Auf Bild 1 stehen beide Hemidiaphragmen gleich hoch. Bei der inspiratorischen Abwärtsbewegung (Bild 2 bis 5) flacht sich der Zwerchfellbogen insgesamt ab. Der vordere Anteil tritt etwas tiefer, wodurch die zwischen Herz- und Zwerchfellschatten gelegene Aufhellung größer wird. Der hintere Abschnitt verschiebt sich stärker caudalwärts als der vordere, so daß der Phrenicolumbalwinkel am Ende der Einatmung deutlich erweitert ist (Bild 4 und 5). Bei der nun folgenden exspiratorischen Aufwärtsbewegung wölbt sich das Zwerchfell wieder stärker (Bild 6 bis 8). Es folgt eine Inspirations- (Bild 10) und Exspirationsphase (Bild 12). Die Konturen beider Zwerchfellhälften decken sich während aller Bewegungen vollkommen.

a) Elektrische Reizversuche an den Phrenicusbezugswurzeln

Die Reizversuche wurden in Nembutalnarkose vorgenommen. Nach Laminektomie und Freilegung der Phrenicuswurzeln, deren Höhenlage wir in jedem Falle durch Markierung mit einem Silberclip und Röntgenbild überprüften, umschlangen wir die zu reizende Wurzel dicht neben der Dura mit einem dünnen, biegsamen Draht. Über diesen stülpten wir zur Isolierung ein kleines Gummidrain, das an der der Wurzel anliegenden Seite in Längsrichtung etwa 3 mm weit aufgespalten war. Die durch diese Spaltung etwas auseinanderweichenden Enden des Gummischlauches umfaßten laschenartig die Wurzel und fixierten diese in der spitzwinkelig abgebogenen Drahtschlinge. Die Abb. 53 zeigt das Röntgenbild der Halswirbelsäule einer Katze nach Drahtumschlingung der 5. und 6. Halswurzel links. Man erkennt als Doppelkonturierung deutlich die um beide Drahtschlingen gelegten Isolierungsdrains. Die dickeren Zuleitungsdrähte stellen die Verbindung zu den Reizelektroden her. Das Rückenmark sowie das angrenzende Gewebe waren zur Sicherheit noch mit größeren Gummilaschen abgedeckt, so daß der Reiz nicht auf benachbarte Nerven überspringen konnte.

Für die Reizungen verwandten wir den Reizgenerator „Stimulator" der Firma Netheler & Hinz, Hamburg, mit dem eine genaue Dosierung der einzelnen Reize möglich war. Im allgemeinen betrug die Impulsstärke 2 bis 5 mA., die Impulsdauer 50 m/sec und die

Impulsfrequenz 1 bis 20 sec. Die angegebene Reizstärke lag oberhalb der Reizschwelle, deren genaue Bestimmung für die Problemstellung nicht erforderlich schien. Durch Wechseln der Impulsfrequenz war es möglich, Einzelreize oder Dauerreize zu verabfolgen.

Auf Einzelreize reagierte die entsprechende Zwerchfellhälfte mit einer kurzen Muskelzuckung, wobei die durch die normale Atmung bedingte rhythmische Kontraktionsfolge des Diaphragma unterbrochen wurde. Dauerreize führten zu einer tetanischen Kontraktion mit Tiefstand der gereizten Seite.

Im folgenden werden Röntgenkinoaufnahmen von einzelnen Dauerreizversuchen abgebildet. Auf diesen ist die Reaktion des Zwerchfellmuskels während der gesamten Reizzeit dargestellt. Zum Vergleich sind Übersichtsaufnahmen derselben Versuchstiere gezeigt, die den maximalen Kontraktionseffekt erkennen lassen.

Das in Bauchlage im sagittalen Strahlengang aufgenommene Röntgenkinematogramm der Abb. 54 demonstriert den Reizeffekt am Zwerchfell bei Dauerreizung der 5. Halswurzel links.

Auf Bild 1 stehen beide Zwerchfellhälften etwa gleich hoch und sind gut gewölbt.

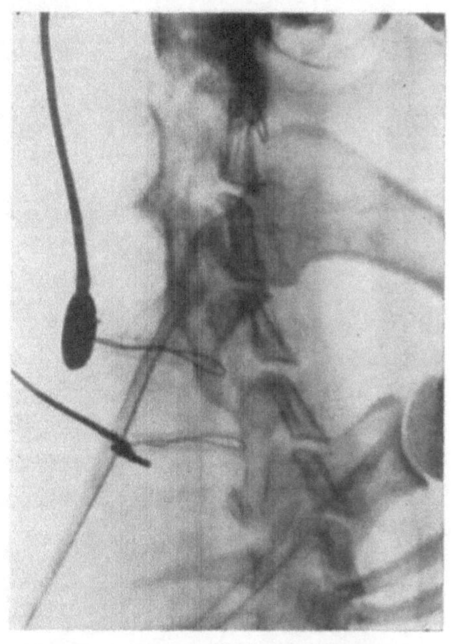

Abb. 53. Seitliches Röntgenbild der HWS einer Katze nach operativer Drahtumschlingung der 5. + 6. Halswurzel. Als Doppelkonturierung erkennt man an den Drahtschlingen die Isolierungsdrains

Die Aufhellung unterhalb des linken Hemidiaphragma entspricht dem luftgeblähten Magen. Bei Reizbeginn (Bild 2) tritt die linke Zwerchfellseite insgesamt tiefer und flacht sich ab, so daß der Sinus phrenicocostalis stark erweitert wird (Bild 3). Die Kontur des gereizten Hemidiaphragma ist von Bild 4 ab konkavbogig. Nur im mittleren Bereich besteht eine kleine Buckelbildung. Durch die maximale Kontraktion des Zwerchfellmuskels wird der luftgeblähte Magen immer weiter caudalwärts verschoben. Die rechte Zwerchfellhälfte behält während der gesamten Reizdauer ihre Hochstellung mit cranialwärts gerichteter Konvexität bei und zeigt keine Atemexkursionen. Nach Beendigung der Reizung stellt sich von Bild 10 ab der nach oben gerichtete Zwerchfellbogen auch links wieder dar. Es folgt eine kurze Inspiration, was am Tiefertreten des

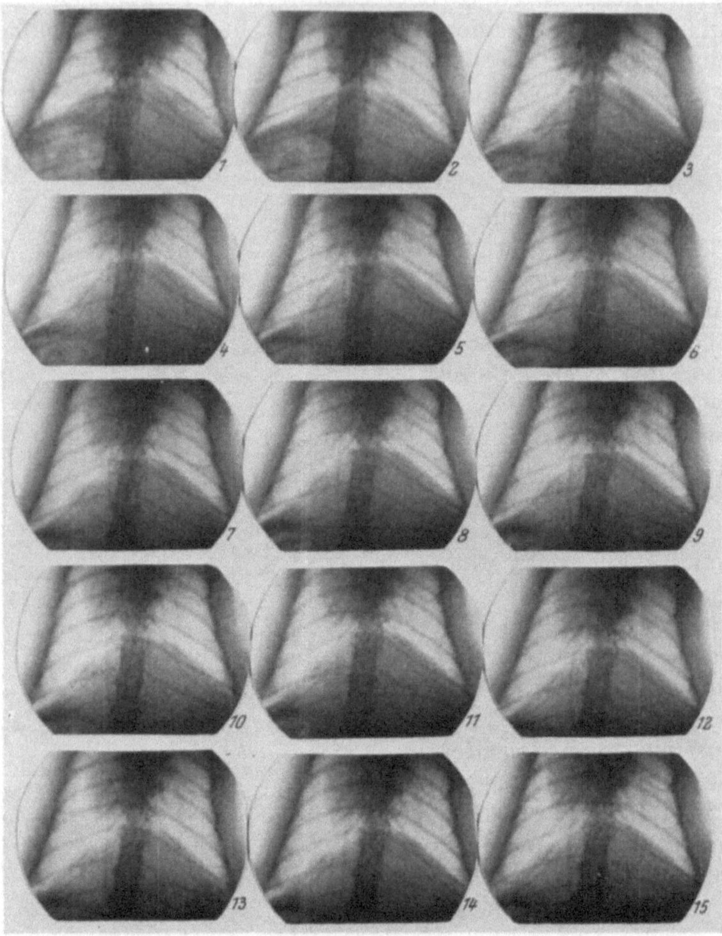

Abb. 54. Röntgenkinematogramm (Bauchlage, sagittaler Strahlengang). Aufnahmefrequenz 16/sec, jedes 8. Bild ist wiedergegeben. Kontraktionseffekt am Zwerchfell bei Dauerreizung der 5. Halswurzel links. Impulsstärke 4 mA., Impulsdauer 50 m/sec, Impulsfrequenz 20/sec

Diaphragma beiderseits zu erkennen ist (Bild 13). Auf Bild 15 stehen beide Zwerchfellhälften wieder in normaler Exspirationsstellung.

Abb. 55 zeigt die im gleichen Strahlengang angefertigten Lungenübersichtsaufnahmen derselben Katze. Die 5. und 6. Halswurzel links sind mit dünnen Drahtschlingen umfaßt. An diesen sind dickere

Zuleitungsdrähte befestigt. Unterhalb des linken Zwerchfells liegen luftgeblähte Visceralorgane.

a) Vor der Reizung stehen beide Zwerchfellhälften gleich hoch.

b) Bei Reizung der 5. Halswurzel links tritt das entsprechende Hemidiaphragma im medialen und besonders im costalen Anteil tiefer und läßt eine konkavbogige Begrenzung erkennen. Die rechte

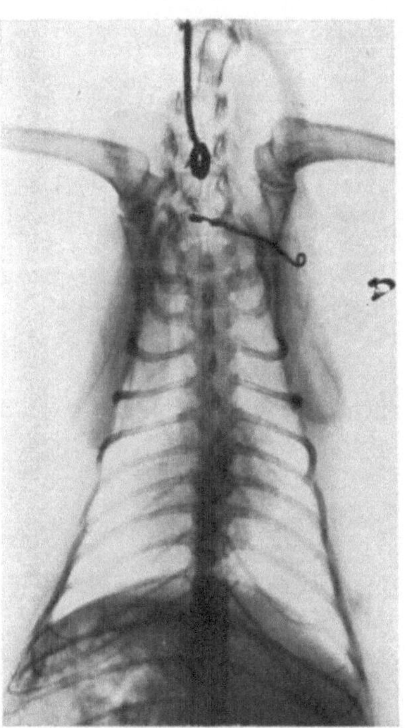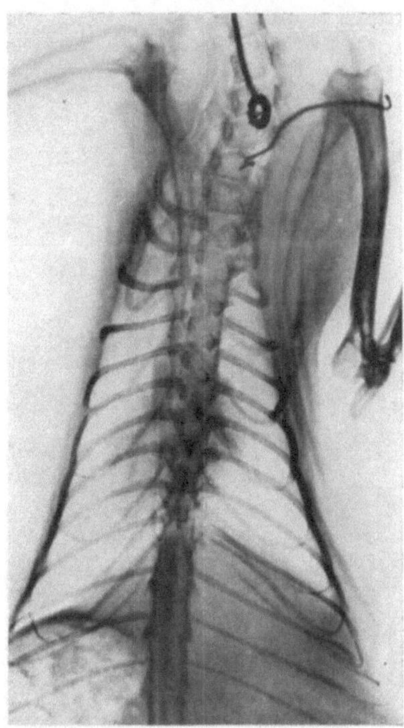

Abb. 55. Kontraktionseffekt am Zwerchfell bei Reizung der 5. Halswurzel links

Zwerchfellseite steht deutlich höher als vor der Reizung und behält die konvexbogige Wölbung bei.

Die Abb. 56 zeigt ein im seitlichen Strahlengang aufgenommenes Röntgenkinematogramm von zwei kurz aufeinanderfolgenden Dauerreizen der 5. Halswurzel links. Die Reizzeit betrug jeweils etwa 5 Sekunden. In den nichtgereizten rechten Zwerchfellmuskel wurde zur besseren Markierung unter Durchleuchtungskontrolle etwas Pantopaque injiziert.

Auf Bild 1 stehen die beiden Zwerchfellhälften gleich hoch. Sofort nach Beginn der Reizung (Bild 2) tritt das linke Hemidiaphragma, besonders im mittleren und hinteren Bereich, tiefer und zeigt auf Bild 3 bis 7 einen Stand wie bei maximaler Inspira-

tion. Die sternale Partie nimmt an der Caudalverschiebung nicht
teil. Nach Unterbrechen der Reizung (Bild 8 und 9) nimmt das

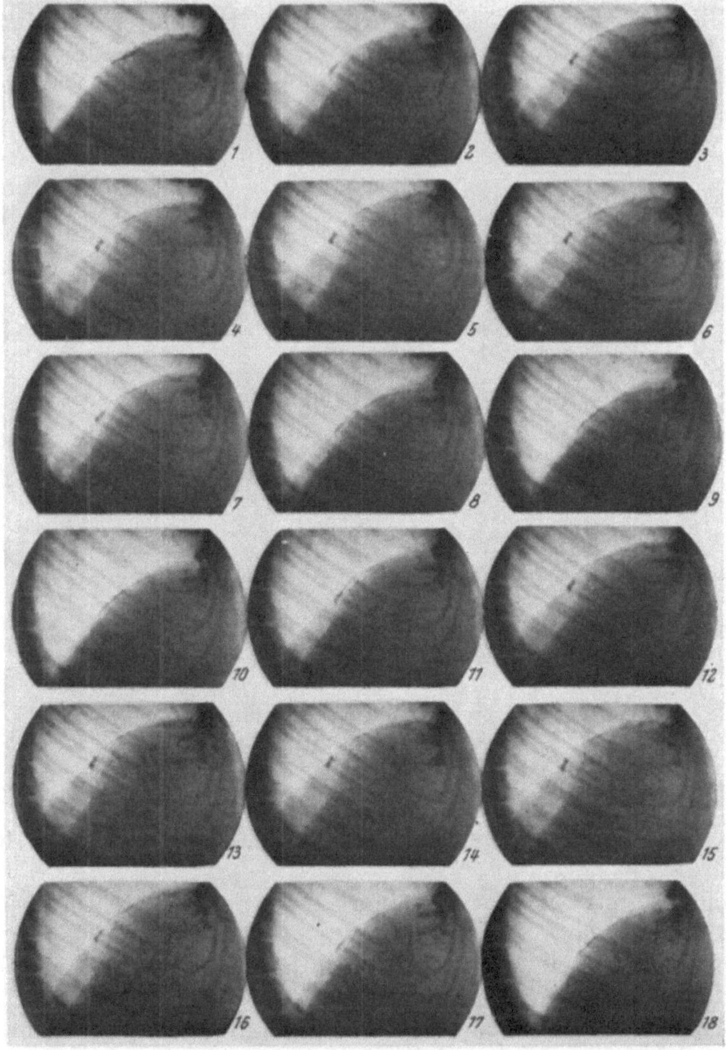

Abb. 56. Röntgenkinematogramm (seitlicher Strahlengang).
Kontraktionseffekt am Zwerchfell bei 2 Dauerreizen der 5. Halswurzel links.
Pantopaquesaum auf der Kuppe des rechten Zwerchfells. Impulsstärke
5 mA., Impulsdauer 50 m/sec, Impulsfrequenz 20/sec — Bildfolge ½ sec

linke Hemidiaphragma seine Hochstellung wieder ein (Bild 9).
Während der ganzen Reizphase zeigt die durch den Pantopaque-

saum markierte rechte Zwerchfellhälfte keine Atemverschiebung. Sie tritt bei der Reizung, besonders im mittleren und hinteren Abschnitt, etwas höher (Bild 3 bis 7). Bei der anschließend gesetzten zweiten Reizserie (Bild 10 bis 18) wiederholt sich der gleiche Bewegungsvorgang.

Auf den zugehörigen Übersichtsaufnahmen (Abb. 57) findet sich im linken oberen Bildabschnitt der an der 5. Cervicalwurzel

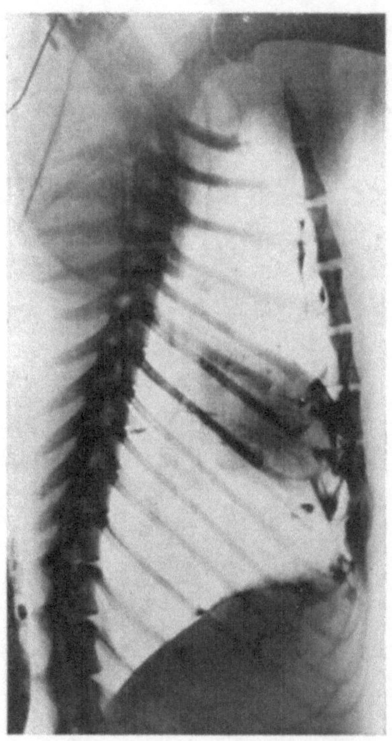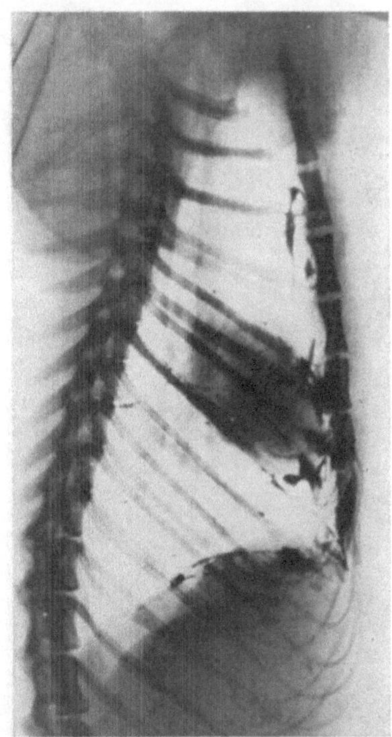

Abb. 57. Kontraktionseffekt am Zwerchfell bei Reizung der 5. Halswurzel links

angelegte Reizdraht. Der Pantopaquesaum markiert auf beiden Bildern die Wölbung des gesunden Hemidiaphragma. Vor dem Herzschatten liegen ebenfalls eingespritzte Pantopaquereste.

a) Beide Zwerchfellhälften sind vor der Reizung glatt begrenzt. Ihre Konturen decken sich vollkommen.

b) Bei der Wurzelreizung kommt es zu einem Tiefertreten des entsprechenden Hemidiaphragma, besonders im mittleren und hinteren Abschnitt. Die Zwerchfellhälfte der Gegenseite tritt insgesamt höher. Ihre bogige Kontur bleibt im Gegensatz zur gereizten Seite gut erhalten.

Die in Bauchlage angefertigten Röntgenkinoaufnahmen der Abb. 58 zeigen die Kontraktion am Zwerchfell bei Dauerreizung der 6. Halswurzel links.

Auf Bild 1 stehen beide Zwerchfellhälften in annähernd gleicher

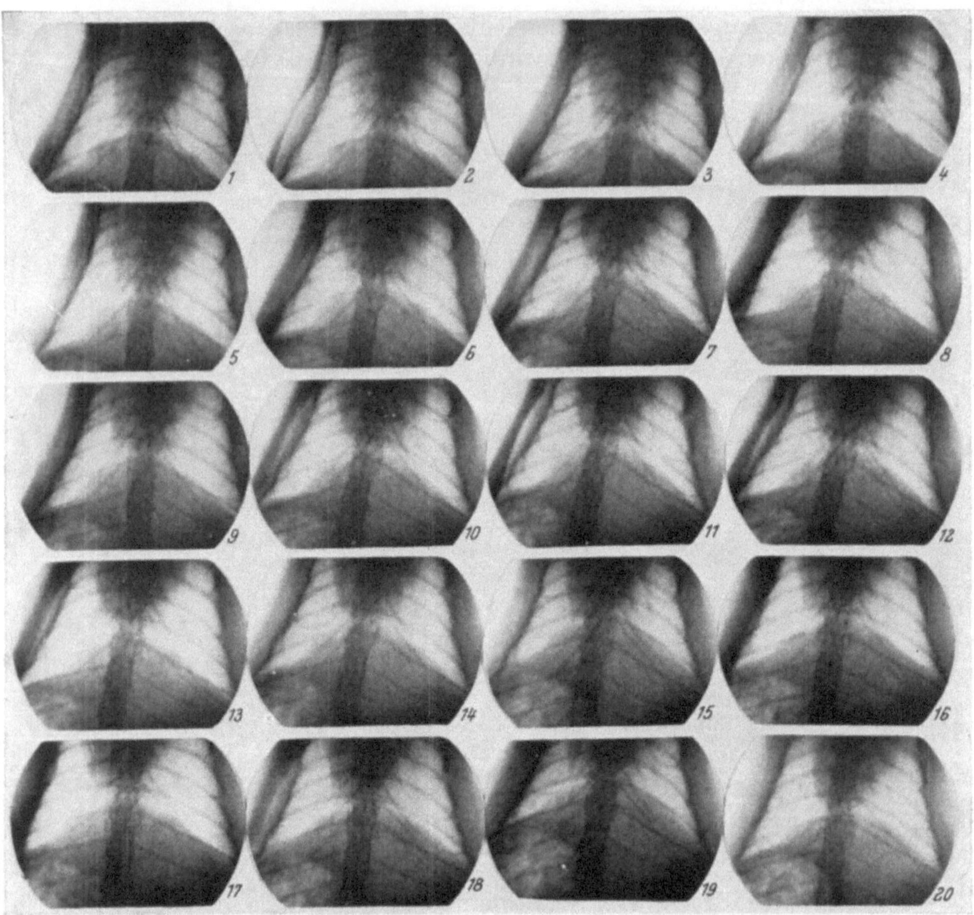

Abb. 58. Röntgenkinematogramm (Bauchlage, sagittaler Strahlengang). Kontraktionseffekt am Zwerchfell bei Dauerreizung der 6. Halswurzel links. Impulsstärke 4 mA., Impulsdauer 50 m/sec, Impulsfrequenz 20/sec — Bildfolge ½ sec

Stellung. Die Reizung (Bild 2) führt zu einem Tiefertreten des costalen Zwerchfellanteils links und zur Erweiterung des Sinus phrenicocostalis (Bild 3 bis 14). Der mediale Abschnitt beteiligt sich im Gegensatz zum Reizeffekt der 5. Cervicalwurzel nicht an

der Kontraktion. Dadurch kommt es hier zu einer deutlichen
Buckelbildung, die während der gesamten Reizzeit bestehen bleibt.
Das nicht gereizte rechte Hemidiaphragma tritt höher (Bild 6
bis 14) und läßt keine Atemexkursionen erkennen. Bei Reizende
stehen beide Zwerchfellhälften wieder in der Ausgangsstellung
(Bild 15). Der etwa 10 Sekunden langen Reizphase folgt eine kurze
Inspirationsbewegung beiderseits (Bild 16 und 17). Nach exspira-

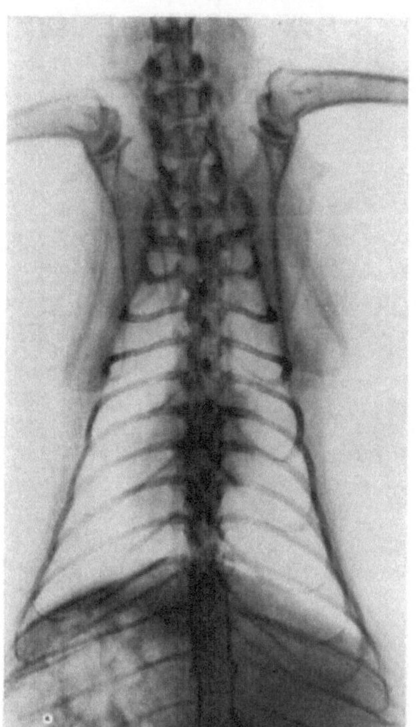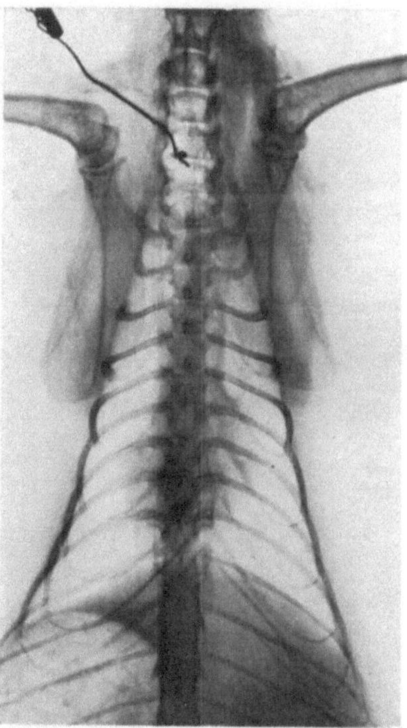

Abb. 59. Kontraktionseffekt am Zwerchfell bei Reizung der 6. Halswurzel links

torischer Aufwärtsbewegung beider Zwerchfellhälften (Bild 18 und
19) schließt sich wieder eine Inspirationsphase an (Bild 20).

Die bei derselben Katze vor und während der Reizung der 6. Halswurzel angefertigten Zielaufnahmen sind in Abb. 59 wiedergegeben.

a) Das Diaphragma ist vor der Drahtumschlingung der Nervenwurzel beiderseits konvexbogig gewölbt und glatt begrenzt. In den linken
Zwerchfellschatten projiziert sich die stark geblähte Magenblase.

b) Im Zwischenwirbelraum $C_{5/6}$ liegt die die 6. Wurzel umfas-
sende dünne Drahtschlinge. Sie ist von der Spitze des dickeren
Zuleitungsdrahtes fast vollkommen verdeckt. Als Reizfolge erkennt

man im costalen Bereich der linken Zwerchfellhälfte eine leichte Einziehung, die auf eine Kontraktion in diesem Abschnitt schließen läßt. Der mediale Anteil bleibt hochgestellt. Am rechten Hemidiaphragma ist die glatte konvexbogige Wölbung erhalten.

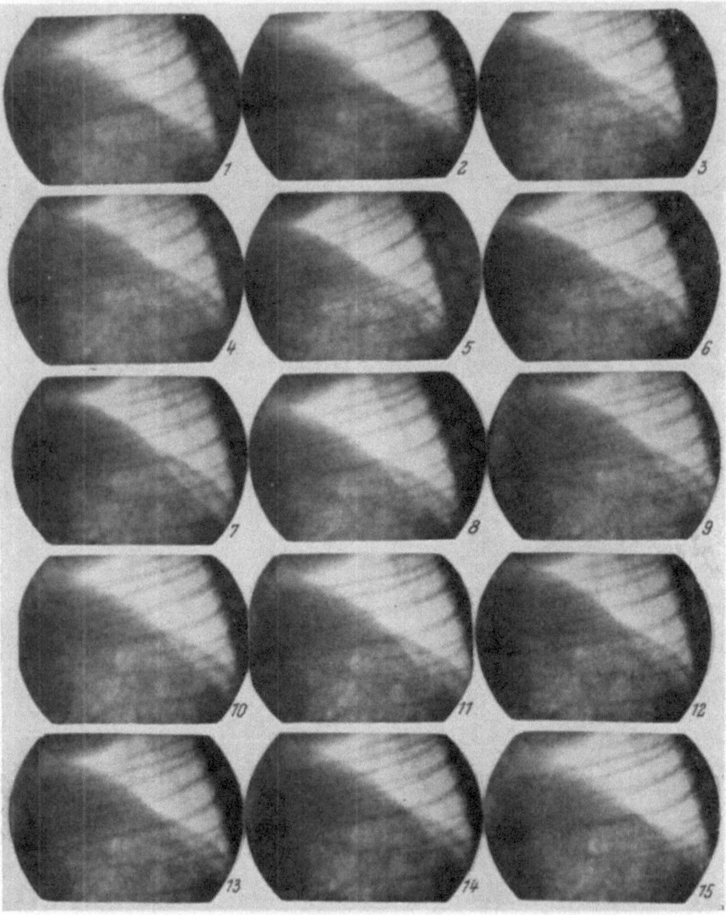

Abb. 60. Röntgenkinematogramm (seitlicher Strahlengang). Kontraktionseffekt am Zwerchfell bei Dauerreizung der 6. Halswurzel links. Impulsstärke 5 mA., Impulsdauer 50 m/sec, Impulsfrequenz 20/sec — Bildfolge ½ sec

Das rechtsanliegend im seitlichen Strahlengang aufgenommene Röntgenkinematogramm der Abb. 60 läßt den Kontraktionseffekt am Diaphragma bei Reizung der 6. Halswurzel links erkennen.

Bild 1 zeigt die beiden Zwerchfellhälften in fast gleicher Stellung. Unterhalb des Zwerchfells liegen luftgeblähte Darmschlingen.

Das gereizte Hemidiaphragma tritt nur im lumbalen Anteil tiefer und verändert im mittleren und vorderen Bereich seine Stellung nicht (Bild 2 bis 14). Die Kontur des tiefstehenden Zwerchfellabschnitts läßt sich im Zwerchfellschatten der anderen Seite gut abgrenzen. Das nicht gereizte Hemidiaphragma steigt im hinteren Abschnitt etwas höher (Bild 3 bis 14) und zeigt während der ganzen Reizzeit keine inspiratorische Caudalverschiebung. Bei Beendigung

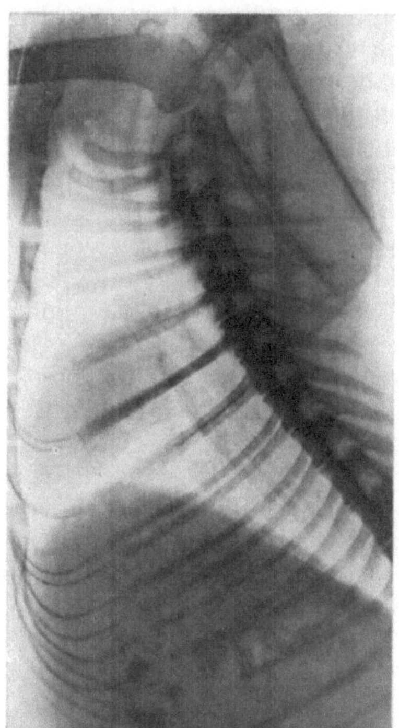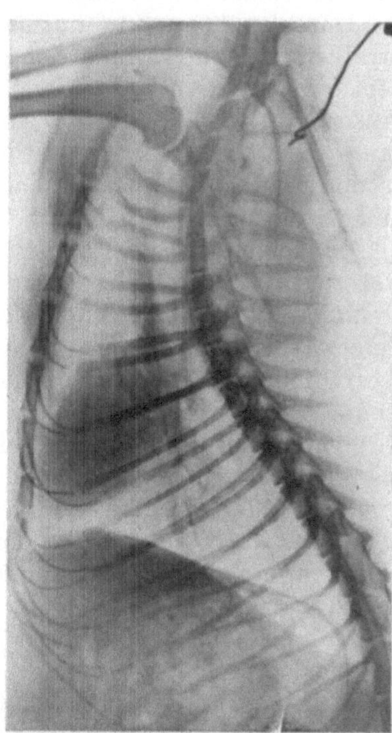

Abb. 61. Kontraktionseffekt am Zwerchfell bei Reizung der 6. Halswurzel

der Reizphase (Bild 15) befinden sich beide Zwerchfellhälften wieder annähernd in der Ausgangsstellung.

Auf den seitlichen Zielaufnahmen der Abb. 61 ist zum Vergleich mit der normalen Zwerchfellstellung der Befund bei Reizung der 6. Halswurzel dargestellt.

a) Beide Zwerchfellhälften stehen gleich hoch. Sie sind glatt begrenzt und gut gewölbt. Ihre Konturen decken sich vollkommen.

b) Die 6. Halswurzel ist angeschlungen. Von der dünnen Drahtschlinge führt der Zuleitungsdraht zur Reizelektrode. Als Folge der

Reizung tritt das Hemidiaphragma nur im lumbalen Bereich tiefer. Die Zwerchfellkontur der hochstehenden Gegenseite zeichnet sich infolge der starken Luftblähung der Visceralorgane linienartig ab.

Zur Klärung der Frage, ob die gleichzeitige Reizung der Phrenicuswurzeln eine stärkere Zwerchfellkontraktion als die isolierte Reizung der einzelnen Bezugswurzeln zur Folge hat, wurden unter denselben Bedingungen wie in den bisher mitgeteilten Versuchen an drei Katzen die 5. und 6. Cervicalwurzel synchron gereizt. Bei der Durchleuchtung und auf den Röntgenaufnahmen im sagittalen Strahlengang unterschied sich der Reizeffekt nicht wesentlich von dem der 5. Wurzel. Auf die Wiedergabe dieser Abbildungen wird deshalb verzichtet. Bei der Untersuchung im seitlichen Strahlengang war aber eine wesentlich deutlichere Zwerchfellsenkung, besonders im lumbalen Abschnitt, zu erkennen, die im Röntgenkinematogramm (Abb. 62) ebenfalls gut nachweisbar ist.

Man sieht auf Bild 1 die Normalstellung des Zwerchfells vor der Reizung. Zu Beginn der Reizung (Bild 2) flacht sich das gereizte Hemidiaphragma ab und tritt im vorderen und hinteren Abschnitt tiefer. Es erreicht den maximalen Tiefstand auf Bild 7 bis 9. Die Zwerchfellhälfte der Gegenseite verschiebt sich gleichzeitig immer weiter cranialwärts, so daß es zu einem Auseinanderweichen der Zwerchfellkonturen kommt, welches deutlich stärker ausgeprägt ist als bei isolierter Reizung der 5. Wurzel. Während der ganzen Reizzeit bleibt der extreme Tiefstand im mittleren und lumbalen Teil bestehen. Nach Beendigung der Reizung bewegt sich das gereizte Hemidiaphragma aufwärts (Bild 14), das gegenseitige tritt caudalwärts. Dabei gleichen sich die Höhendifferenzen zwischen beiden Hemidiaphragmen aus (Bild 15).

Die Reizung der 4. Cervicalwurzel ergab bei 5 Katzen keinen Kontraktionseffekt am Zwerchfell. Nur einmal schien von der 4. Halswurzel aus eine Zuckung im antero-medialen Zwerchfellanteil auslösbar, die aber wegen gleichzeitiger Mitbewegungen der oberen Brustmuskulatur und der dadurch bedingten Erschütterung des gesamten Thorax nicht objektiv als Reizeffekt verwertbar war. Bei 5 Tieren ließ sich bei der Reizung der 7. Wurzel röntgenologisch keine Wirkung am Zwerchfellmuskel nachweisen.

Demnach kann auf Grund der Reizversuche angenommen werden, daß der Nervus phrenicus bei der Katze seine motorischen Fasern in der Hauptsache von der 5. und 6. Cervicalwurzel erhält.

Wie aus den Abb. 54 bis 57 ersichtlich, führte eine Reizung der 5. Wurzel zu einer kräftigen Zusammenziehung und einem deutlichen Tiefertreten der ganzen entsprechenden Zwerchfellseite. Demgegenüber kam es — wie die Abb. 58 bis 61 zeigen — bei

Reizung der 6. Wurzel immer nur zu einer Kontraktion im lumbocostalen Zwerchfellanteil. Das läßt den Schluß zu, daß die Fasern der 6. Halswurzel den dorsalen Teil des Diaphragma versorgen und an der Innervation des vorderen Abschnitts nicht beteiligt sind.

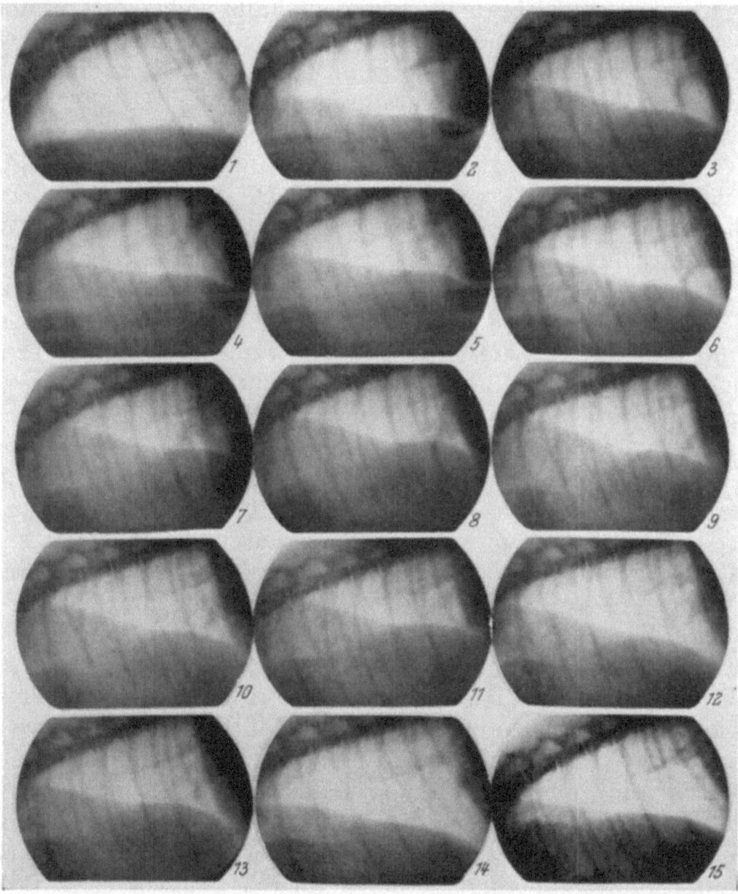

Abb. 62. Röntgenkinematogramm (seitlicher Strahlengang). Kontraktionseffekt am Zwerchfell bei Dauerreizung der 5. und 6. Halswurzel links. Impulsstärke 5 mA., Impulsdauer 50 m/sec, Impulsfrequenz 20/sec — Bildfolge ½ sec

Der antero-mediale Zwerchfellanteil wird von der 5. Halswurzel innerviert. Die Senkung des gesamten Hemidiaphragma bei der Reizung der 5. Cervicalwurzel könnte für eine diffuse Aufteilung ihrer Nervenfasern im Zwerchfellmuskel sprechen.

Es ist aber auch die Annahme gerechtfertigt, daß das Tiefertreten des ganzen Diaphragma durch eine ausgedehnte Zusammenziehung im vorderen, mittleren und costalen Teil erfolgt, wobei der
hintere Zwerchfellabschnitt lediglich mitbewegt wird. Eine aktive
Kontraktion der lumbo-costalen Muskelfasern als Folge der Reizung
der 5. Cervicalwurzel braucht in diesem Falle nicht stattzufinden.

Von FUCHS (1889) und CARDIN (1936) wurden zur Klärung der
radikulären Nervenfaseraufteilung im Zwerchfell Reizversuche an
Hunden vorgenommen. Bei faradischer Reizung der 5. Cervicalwurzel beobachteten sie regelmäßig eine energische Kontraktion
der vorderen sternalen und costalen Bündel des Diaphragma.
Sehr häufig beteiligten sich schwach auch die hinteren Muskel-
anteile. Die Reizung der 6. Cervicalwurzel ergab eine starke
Zusammenziehung im lumbo-costalen Zwerchfellanteil, bei der sich
oft in analoger Weise die vorderen sternalen und costalen Muskelbündel mitkontrahierten. Bei der Reizung der 7. Halswurzel sah
CARDIN eine scharf umschriebene Zuckung des homolateralen
lumbalen Zwerchfellpfeilers.

Auch diese Versuche zeigten also als Reizfolge der einzelnen
Phrenicuswurzeln neben der starken Kontraktion im vorderen
bzw. hinteren Abschnitt eine schwächere Mitbeteiligung der hinteren bzw. vorderen Muskelbezirke. Weder durch die Direktbetrachtung des freigelegten Zwerchfells noch durch die von uns ange-
wandte röntgenkinematographische Registrierung ist eine objektive
Beurteilung, ob es sich bei dieser Mitbeteiligung um eine aktive
Kontraktion oder lediglich um eine passive Mitbewegung handelt,
möglich.

Die überschwellige Reizung eines Nervs bewirkt nach physiologischen Erkenntnissen eine maximale Kontraktion des innervierten Muskels (Alles-oder-nichts-Gesetz). Die Reizung einzelner
Nervenwurzeln von pluriradikulär innervierten Muskeln führt bei
„diffuser" Ausbreitung der Nervenfasern zu einer Zusammenziehung des ganzen Muskels, deren Stärke aber abhängig ist von
der prozentualen Beteiligung der gereizten Wurzelfasern an der
Gesamtinnervation. Anders reagieren die Muskeln mit „gefelderter"
Innervierung, bei denen die Nervenwurzeln scharf abgegrenzte
Abteilungen versorgen. Hier erzeugt die Reizung einer einzelnen
Wurzel nur eine Kontraktion in dem Muskelbezirk, der von den
gereizten Wurzelfasern beschickt ist. Eine Summation der Reizwirkung ist bei Muskeln beider Innervationstypen möglich, wenn
mehrere oder alle an der Versorgung beteiligten Nervenwurzeln
synchron gereizt werden. Im ersten Falle kommt die Verstärkung
der Kontraktion durch die Zusammenziehung aller gleichmäßig

über den Muskel verteilten Fasern zustande. Im zweiten Falle ist die Zunahme des Reizeffektes Folge der Kontraktion aller getrennt radikulär versorgten Muskelfelder.

Die wesentlich weitgehendere Caudalverschiebung, besonders im lumbo-costalen Anteil des Hemidiaphragma bei gleichzeitiger Reizung der 5. und 6. Cervicalwurzel, die in Abb. 62 dargestellt ist, demonstriert eine solche Steigerung der Reizwirkung. Auf Grund der Reizversuche allein kann nicht entschieden werden, ob diese stärkere Senkung durch zusätzliche Kontraktion von diffus im Zwerchfell verteilten Muskelfasern bedingt ist oder ob sie im Vergleich mit dem Befund bei isolierter Reizung der 5. bzw. 6. Halswurzel durch gemeinsame Zusammenziehung eines vorderen und hinteren Muskelabschnitts zustande kommt.

Nach überschwelliger faradischer Reizung des Nervus phrenicus beim Menschen sahen HENSZELMANN (1914), JAMIN (1925) sowie DOUADY und MICHEL (1934) eine maximale Muskelkontraktion mit vollkommener Abflachung der Zwerchfellbögen. Dabei kam es zu einer so hochgradigen Zwerchfellsenkung und völligen Öffnung der diaphragmalen Herz- und Rippenwinkel, wie es selbst bei tiefster Inspiration oder unter pathologischen Verhältnissen nicht zu beobachten ist (HAUBRICH 1956). Während der ganzen Reizzeit blieb das contralaterale Hemidiaphragma hochgestellt und zeigte keine Atemexkursionen. Dieses Phänomen ließ sich auch bei allen unseren Reizversuchen im Röntgenkinematogramm gut nachweisen. Das Höhertreten der nicht gereizten Zwerchfellhälfte soll Folge der Baucheingeweideverlagerung sein, die durch das Tiefertreten des gereizten Hemidiaphragma hervorgerufen wird und die eine passive Hebung der Gegenseite bewirkt.

b) Operative Durchschneidungen der Phrenicuswurzeln

In einer zweiten Versuchsreihe haben wir bei 15 Katzen in Nembutalnarkose die einzelnen Phrenicuswurzeln in verschiedenen Kombinationen direkt an der Austrittsstelle der Dura durchschnitten. Dadurch waren im Tierexperiment dieselben Bedingungen hergestellt wie bei den Patienten mit Wurzelausrissen und Rhizotomien. Bei allen Tieren wurde vor der Operation die Funktion des Diaphragma mit dem Leuchtschirm kontrolliert, durch eine Röntgenaufnahme im sagittalen und seitlichen Strahlengang der Zwerchfellstand überprüft und der normale Bewegungsablauf im Röntgenkinobild festgehalten. Die genaue Höhenlage der durchtrennten Wurzeln ließ sich mit Hilfe einer Silberclipmarkierung und mit dem Röntgenkontrollbild immer bestimmen.

Auf der in Abb. 63 wiedergegebenen seitlichen Aufnahme der Halswirbelsäule sieht man im Intervertebralraum $C_{3/4}$ den bei der Rhizotomie auf den distalen Stumpf der 4. Nervenwurzel aufgesetzten Clip.

Postoperativ erfolgte die Kontrolle der Zwerchfellfunktion
wiederum mit Durchleuchtung, Röntgenaufnahmen und Röntgenkinobild. Die Operationen haben wir unter streng aseptischen
Verhältnissen durchgeführt. Wundheilungsstörungen traten nicht
auf. In Abständen von 2 bis 3 Wochen überprüften wir bei 8 Katzen

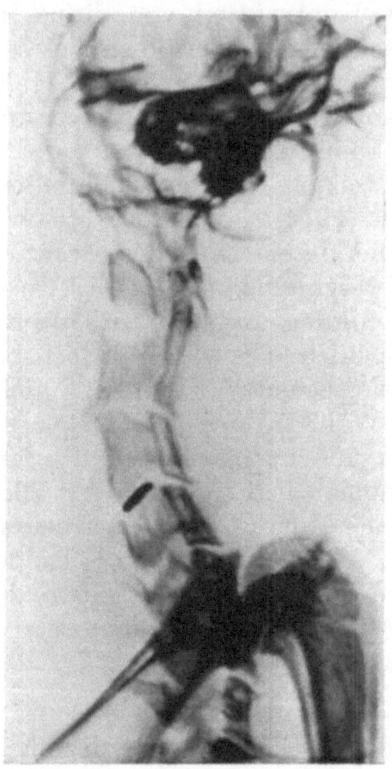

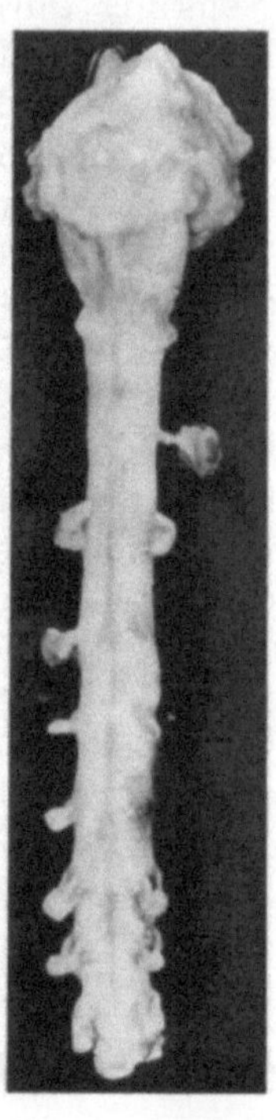

Abb. 63. Seitliches Röntgenbild der
HWS einer Katze, deren 4. Halswurzel durchtrennt ist. Im Intervertebralspalt $C_{3/4}$ der auf dem Wurzelstumpf sitzende Silberclip

Abb. 64. Sektionspräparat des
Halsmarks einer Katze, 5 Monate
nach Rhizotomie $C_4 - C_6$ rechts.
Narbige Einziehungen an den Wurzelaustrittsstellen

jeweils in Nembutalnarkose die Lähmungserscheinungen am Zwerchfell. Nach einer Beobachtungszeit von 5 Monaten wurde bei diesen
Tieren das Rückenmark entnommen und die Stelle der Wurzeldurchschneidung zur Sicherheit kontrolliert. In allen Fällen bestätigten sich die totale Durchtrennung sowie die angenommenen Höhenlokalisationen. Die Abb. 64 zeigt das Sektionspräparat des noch
von der Dura umgebenen Halsmarks einer Katze 5 Monate nach

Rhizotomie der 4. bis 6. Halswurzel rechts. Die narbigen Einziehungen an der Operationsstelle sind deutlich zu erkennen.

Die folgenden Übersichtsaufnahmen und Röntgenkinematogramme demonstrieren die nach den Wurzeldurchschneidungen am Zwerchfell festgestellten Befunde.

Sofort nach dem Durchschneiden der 5. Cervicalwurzel trat bei 5 Katzen eine gleichseitige Zwerchfellähmung auf. Der Hoch-

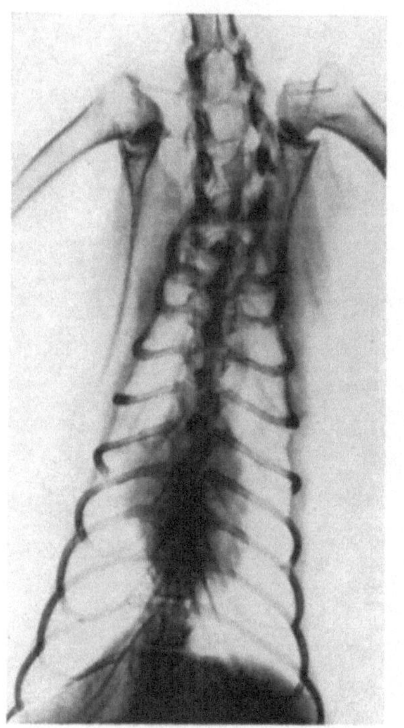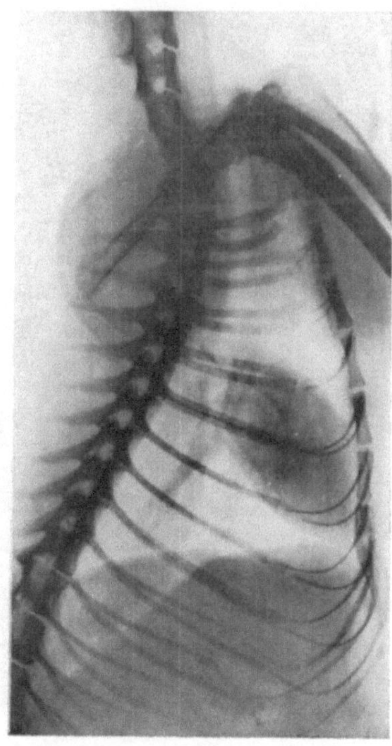

Abb. 65. Zwerchfellähmung links nach Rhizotomie C_5

stand des gelähmten linken Hemidiaphragma kommt auf der sagittalen und seitlichen Zielaufnahme gut zur Darstellung (Abb. 65).

a) Hochstand des gelähmten Zwerchfells links nach Durchtrennung der 5. Halswurzel.

b) Auf dem Seitenbild läßt sich die Kontur der intakten Zwerchfellhälfte im Schatten der gelähmten Seite gut erkennen.

Das in Rückenlage im sagittalen Strahlengang aufgenommene zugehörige Röntgenkinematogramm (Abb. 66) demonstriert den Bewegungsablauf am Zwerchfell bei zwei Atemzügen. Die gelähmte

linke Seite steht insgesamt höher als die rechte und zeigt besonders
im medialen Abschnitt eine deutliche Buckelbildung (Bild 1), die
während der Atmung unverändert bestehenbleibt. Bei der Einatmung (Bild 2 bis 5) tritt die gesunde Zwerchfellhälfte insgesamt
tiefer, ihre Wölbung bleibt aber erhalten. In der Exspirationsphase

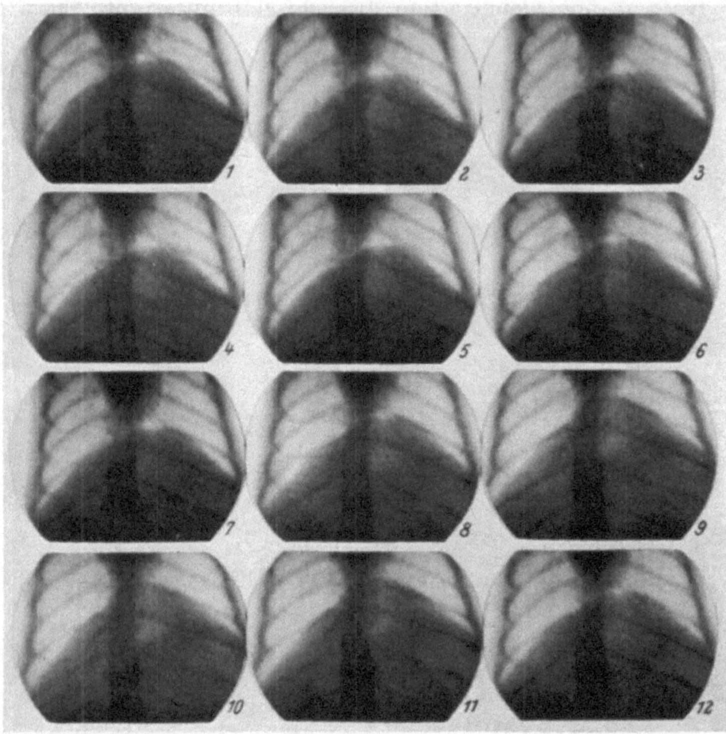

Abb. 66. Röntgenkinematogramm (Rückenlage, sagittaler Strahlengang).
Zwerchfellähmung links nach Durchtrennung der 5. Halswurzel links. Bildfolge ½ sec

(Bild 6 und 7) bewegt sie sich cranialwärts. Bei der sich anschließenden vertieften Einatmung (Bild 8 bis 11) flacht sich das rechte
Hemidiaphragma stärker ab. Der konvexe Zwerchfellbogen ist nicht
mehr zu erkennen. Dabei kommt es, besonders im herznahen
Abschnitt des gelähmten linken Zwerchfells, zu einer paradoxen
Aufwärtsbewegung (Bild 9 bis 11). Auf der gesunden Seite stellt
sich bei der Exspiration die bogenförmige Zwerchfellkontur wieder
her (Bild 12). Gleichzeitig schiebt sich das paralytische Hemidiaphragma wieder etwas caudalwärts.

Die bei derselben Katze im seitlichen Strahlengang angefertigten Röntgenkinoaufnahmen der Abb. 67 lassen die paradoxe Atemverschieblichkeit der gelähmten linken Zwerchfellhälfte ebenfalls
gut erkennen. Die Kontur des gesunden rechten Hemidiaphragma
zeichnet sich im hochstehenden Schatten der Gegenseite scharf ab
(Bild 1). Parallel zum inspiratorischen Tiefertreten der intakten

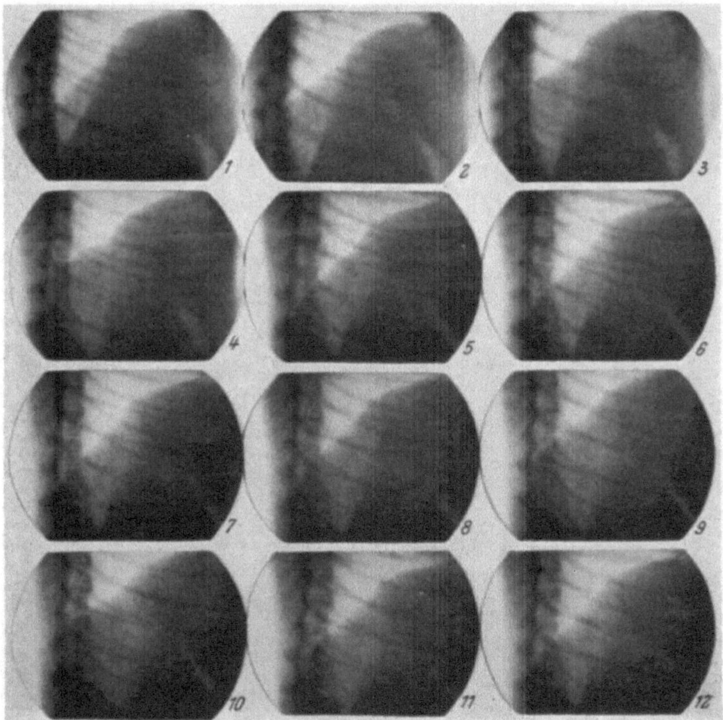

Abb. 67. Röntgenkinematogramm (seitlicher Strahlengang). Zwerchfell-
lähmung links nach Durchtrennung der 5. Halswurzel links. Bildfolge ½ sec

Zwerchfellhälfte vollzieht sich eine Aufwärtsbewegung der geschädigten Seite, so daß es zu einem Auseinanderweichen der beiden
Zwerchfellkonturen kommt (Bild 2 bis 4). Bei der Exspiration ist
die Bewegungsrichtung umgekehrt (Bild 5 bis 7). Das gesunde
Hemidiaphragma schiebt sich cranialwärts, das gelähmte tritt
caudalwärts, behält aber gegenüber der normalen Seite immer seine
Hochstellung bei. Die inspiratorische Hebung (Bild 8 bis 10) und
exspiratorische Senkung (Bild 11 und 12) der geschädigten Zwerchfellhälfte sowie die normale Atemverschieblichkeit des intakten

6*

Hemidiaphragma sind auch bei der folgenden Aus- und Einatmung deutlich erkennbar.

Bei 5 Katzen, denen nur die *6. Cervicalwurzel* durchschnitten wurde, ließ sich sofort nach der Operation röntgenologisch ein Funktionsausfall im lumbalen Anteil des Hemidiaphragma nachweisen. Die Abb. 68 zeigt Röntgenbilder nach Rhizotomie der 6. Halswurzel links.

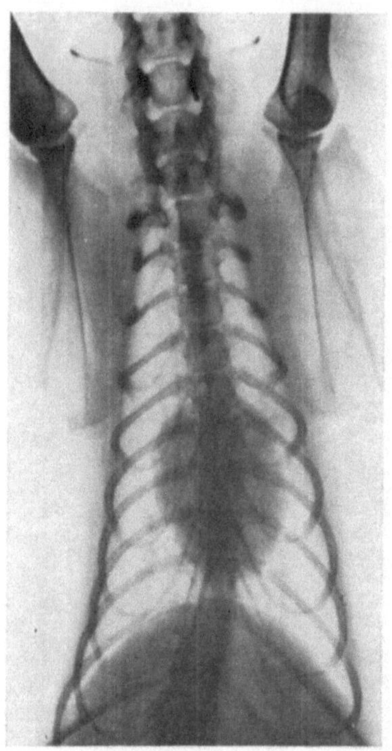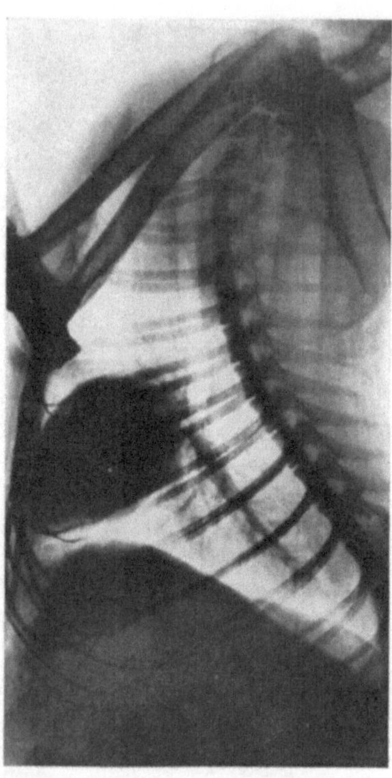

Abb. 68. Lähmung des lumbalen Zwerchfellabschnittes links nach Rhizotomie C_6

a) Auf der sagittalen Übersichtsaufnahme liegt seitlich am Unterrand des 5. Halswirbels der auf der durchtrennten 6. Cervicalwurzel sitzende Silberclip. Beide Zwerchfellhälften stehen etwa gleich hoch und sind gut gewölbt. Anzeichen für eine Lähmung bestehen nicht.

b) Die seitliche Zielaufnahme zeigt einen leichten Hochstand im hinteren Zwerchfellabschnitt, der für eine partielle Lähmung spricht.

Im entsprechenden sagittal aufgenommenen Röntgenkinematogramm (Abb. 69) sind auf Bild 1 beide in Exspirationsstellung stehende Zwerchfellhälften gut gewölbt. Bei der inspiratorischen

Abwärtsbewegung flacht sich das Hemidiaphragma beiderseits ab (Bild 2). Nur im costalen Abschnitt links behält es seine Hochstellung bei. Dadurch kommt im Gegensatz zur intakten rechten Seite eine leichte Buckelbildung im lateralen Bereich und eine konkavbogige Zwerchfellkontur zustande, die besonders am Ende

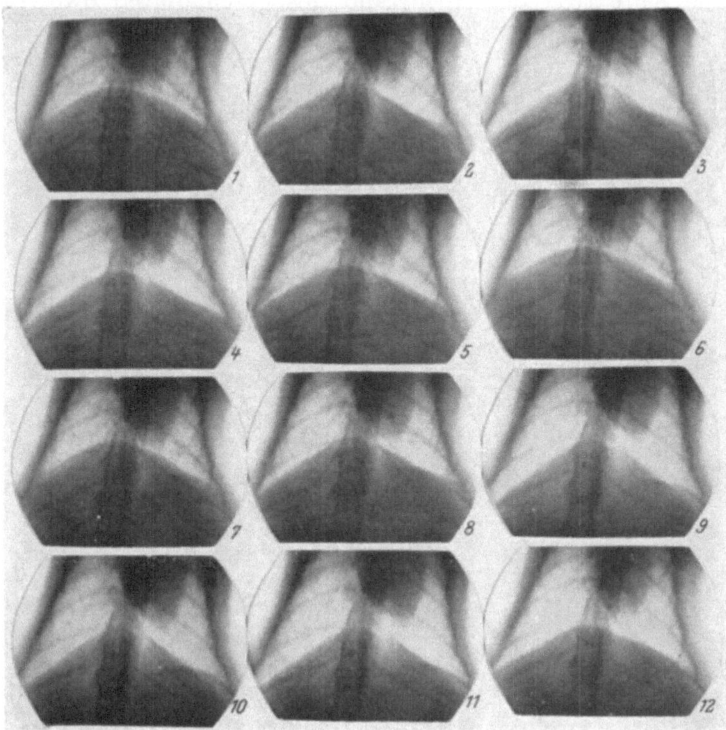

Abb. 69. Röntgenkinematogramm (Rückenlage, sagittaler Strahlengang). Zwerchfellähmung links im lumbalen Abschnitt nach Durchtrennung der 6. Halswurzel links. Bildfolge ½ sec

der Inspirationsphase deutlich hervortritt (Bild 3). Während der exspiratorischen Aufwärtsbewegung (Bild 4 bis 6) gleicht sich dieser Niveauunterschied wieder aus. Bei der folgenden Inspiration wird der partielle Hochstand im rippennahen Zwerchfellteil links noch deutlicher (Bild 8 bis 11).

Die nur bei der inspiratorischen Abwärtsbewegung im costalen Bereich sichtbar werdende Hochstellung kann als Zeichen einer Funktionsstörung im dorsalen Zwerchfellbezirk gewertet werden.

Die partielle Lähmung im hinteren Zwerchfellabschnitt, die Folge der Durchtrennung der 6. Halswurzel ist, kommt auf den

im seitlichen Strahlengang angefertigten Röntgenkinoaufnahmen
der Abb. 70 gut zum Vorschein.

Im hochstehenden Schatten des gelähmten lumbalen Zwerchfellanteils erkennt man die geschwungene Kontur des intakten
Hemidiaphragma (Bild 1). Durch die inspiratorische Senkung der
gesunden Seite tritt der Hochstand des geschädigten Zwerchfell-

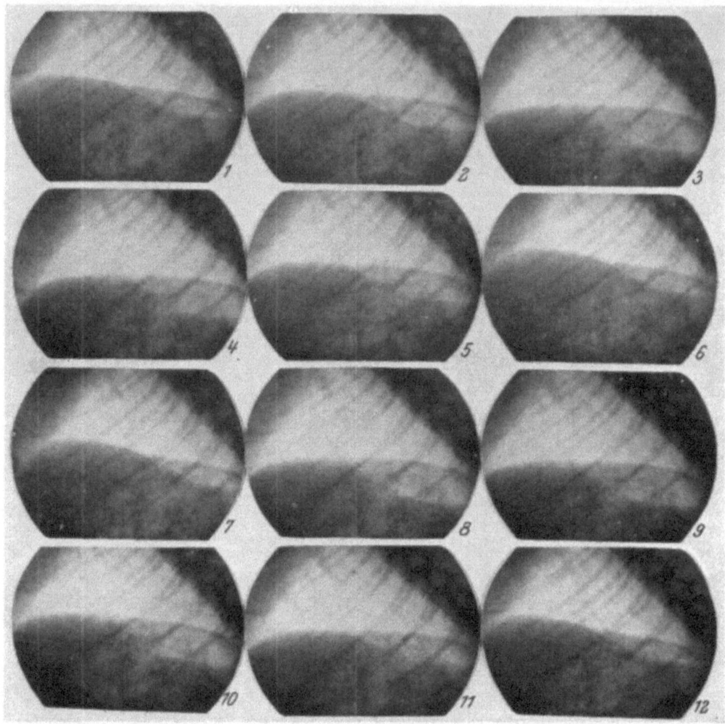

Abb. 70. Röntgenkinematogramm (seitlicher Strahlengang). Zwerchfell-
lähmung im hinteren Abschnitt nach Durchtrennung der 6. Halswurzel.
Bildfolge ½ sec

bezirks deutlicher hervor (Bild 2 bis 4). Im vorderen Abschnitt
beteiligen sich beide Zwerchfellhälften gleichmäßig an der Caudalverschiebung, wie an der Vergrößerung der Aufhellung zwischen
Herz und Zwerchfell ersichtlich ist. Bei der exspiratorischen Aufwärtsbewegung bleibt die Hochstellung des gelähmten Bezirks
bestehen (Bild 5 bis 7). Auch bei der folgenden Einatmung ist das
Fehlen einer Mitbewegung des lumbalen Zwerchfellanteils wieder
gut zu erkennen (Bild 8 bis 10). Während der Exspirationsphase

bleibt der hintere Abschnitt des geschädigten Hemidiaphragma hochgestellt (Bild 11 und 12).

Nach gleichzeitiger Rhizotomie der 5. und 6. Halswurzel ließ sich bei der Durchleuchtung und im Röntgenkinobild kein wesentlicher Unterschied zu dem Befund bei alleiniger Durchschneidung der 5. Wurzel feststellen. Die entsprechenden Abbildungen werden deshalb nicht wiedergegeben.

Nach Durchtrennung der 4. Wurzel fanden sich bei 5 Katzen röntgenologisch keine Anhaltspunkte für eine Parese oder Paralyse des Diaphragma. Auch die Rhizotomie der 7. Halswurzel hinterließ keine röntgenologisch faßbaren Zwerchfellfunktionsstörungen.

8 Katzen, denen die 5. bzw. 6. oder auch beide Wurzeln durchschnitten waren, wurden über längere Zeit nachbeobachtet. In 3 Fällen blieb nach Durchschneidung der 5. und in 2 Fällen nach Durchschneidung beider Wurzeln die Zwerchfellähmung unverändert bestehen.

Bei 3 Tieren mit Rhizotomie der 6. Cervicalwurzel konnte aber 4 Monate nach der Operation die partielle Lähmung im hinteren Zwerchfellabschnitt auf Zielaufnahmen und im Röntgenkinobild nicht mehr nachgewiesen werden. Das im seitlichen Strahlengang aufgenommene Röntgenkinematogramm der Abb. 71 zeigt 4 Monate nach Durchtrennung der 6. Halswurzel den Kontrollbefund einer Katze, bei der sofort nach der Rhizotomie eine sichere Teillähmung im lumbalen Zwerchfellbereich bestanden hatte. Die Aufnahmen desselben Tieres, auf denen der Lähmungsbefund dargestellt ist, sind in den Abb. 68 bis 70 wiedergegeben.

Man sieht auf Bild 1 bis 4 die gleichmäßige Senkung beider Zwerchfellhälften während der Inspiration. Auch die exspiratorische Hebung der Hemidiaphragmen erfolgt synchron und seitengleich (Bild 5 bis 8). Ein partieller Hochstand im lumbalen Abschnitt läßt sich nicht mehr feststellen. Bei der folgenden Ein- und Ausatmung (Bild 9 bis 12) decken sich die Konturen beider Zwerchfellseiten ebenfalls in allen Bewegungsphasen.

Dieses Verhalten des teilgeschädigten Zwerchfells läßt den Schluß zu, daß bei plurisegmentaler Versorgung der Funktionsausfall, der durch radikuläre Lähmung umschriebener Muskelbezirke verursacht wird, mit der Zeit wahrscheinlich durch Hypertrophie der gesunden Muskelfasern in der Umgebung oder auch durch Innervation vom beteiligten Nebensegment ausgeglichen werden kann (WOHLFAHRT 1958).

Die Durchschneidungsversuche lassen bezüglich der Zwerchfellinnervation bei der Katze folgende Rückschlüsse ziehen:

Die motorische Versorgung des Diaphragma erfolgt vom 5. und 6. Cervicalsegment aus. Dem benachbarten 4. und 7. Halssegment kommt bei der Innervation keine funktionelle Bedeutung zu, da nach Durchtrennung dieser Wurzeln keine Funktionsstörung am Zwerchfell feststellbar war.

Nach Rhizotomie der 5. Cervicalwurzel kam es — wie die Abb. 65 bis 67 zeigen — immer zu einer totalen Zwerchfellparalyse.

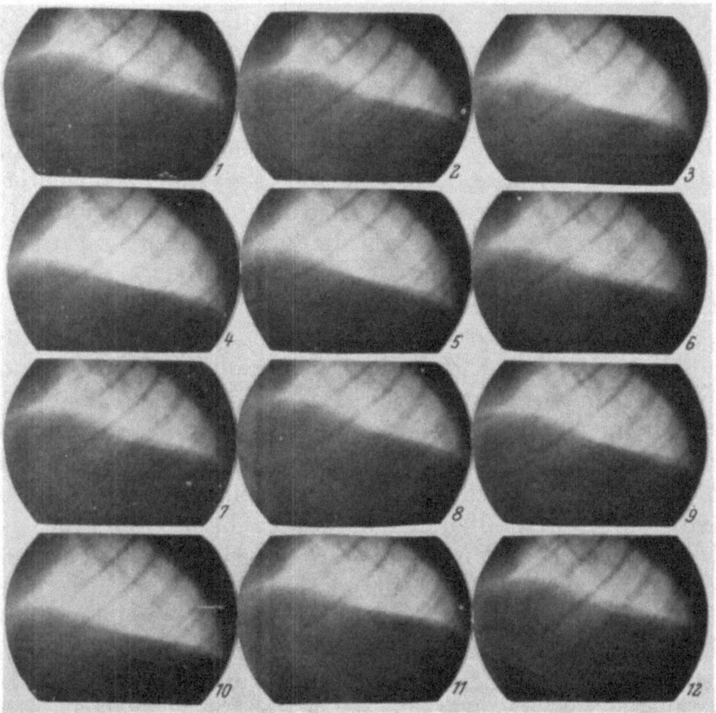

Abb. 71. Röntgenkinematogramm (seitlicher Strahlengang). Kontrollbefund zu Abb. 68 bis 70. Zwerchfellbefund 4 Monate nach Durchtrennung der 6. Halswurzel. Die partielle Lähmung im lumbalen Abschnitt ist nicht mehr nachweisbar. Bildfolge ½ sec

Bei den Tieren, denen nur die 6. Wurzel durchtrennt wurde, ließ sich sofort nach der Operation ein Funktionsausfall im hinteren Anteil des Hemidiaphragma röntgenologisch nachweisen (Abb. 68 bis 70). Auf Grund der erhobenen Kinematogrammbefunde kann angenommen werden, daß die Fasern der 6. Halswurzel den lumbocostalen Teil des Zwerchfells innervieren.

Für den vorderen Abschnitt muß die Innervation vom 5. Cervicalsegment aus erfolgen, da nur bei Durchschneidung der 5. Wur-

zel eine Lähmung in diesem Zwerchfellbezirk auftrat und die Rhizotomie der benachbarten Wurzeln hier keine Störung der Motilität
bewirkte. Wie bei den Reizversuchen kann an Hand der Röntgenbefunde allein nicht entschieden werden, ob die Fasern der 5. Wurzel
an der Versorgung des hinteren Sektors mitbeteiligt sind. Hierfür
könnte der Hochstand der ganzen Zwerchfellseite nach isolierter
Durchtrennung dieser Wurzel sprechen. — Es kann aber auch die
Funktionsstörung im anteromedialen und costalen Zwerchfellanteil
so ausgedehnt sein, daß der hochstehende gelähmte Abschnitt
den kleineren, von der 6. Wurzel innervierten lumbalen Teil des
Hemidiaphragma cranialwärts mitverlagert und die hier noch
mögliche Aktion verdeckt. In diesem Falle müßte C_5 als Hauptbezugswurzel für die motorische Zwerchfellinnervation gelten und
C_6 eine geringere Bedeutung bei der Versorgung zugesprochen
werden. Für diese Annahme spricht auch die Tatsache, daß der
nach Rhizotomie der 6. Wurzel auftretende Funktionsausfall nach
4 Monaten nicht mehr nachweisbar war (Abb. 71).

c) Elektromyographische Untersuchungen am Zwerchfell bei Rhizotomien der Phrenicuswurzeln

Zur Klärung der Frage, ob im Zwerchfellmuskel eine diffuse
Durchmischung der von den einzelnen Phrenicuswurzeln kommenden Nervenendfasern stattfindet oder ob eine getrennte radikuläre
Innervation bestimmter Muskelbezirke besteht, erfolgten gemeinsam mit Dr. WAPPENSCHMIDT elektromyographische Untersuchun-
gen am intakten und nervös geschädigten Zwerchfell. Diese Untersuchungen wurden unter der Vorstellung durchgeführt, daß die
Durchtrennung nur einer Phrenicuswurzel bei diffuser Innervierung
lediglich eine Parese mit Verminderung der Aktionspotentiale im
gesamten Hemidiaphragma, bei gefelderter Innervation aber eine
Paralyse nur eines bestimmten Zwerchfellabschnitts mit völliger
Aufhebung der Aktionspotentiale zur Folge haben müsse.
Bei 8 Katzen haben wir in Nembutalnarkose zunächst die
Phrenicuswurzeln freigelegt. Die Bestimmung der Höhenlokalisation
geschah bei allen Tieren durch Clipmarkierung und Röntgenkontrolle. Anschließend wurde durch Mittelschnitt und Rippen-
randschnitt die Oberbauchhöhle eröffnet. Nach Incision eines
zwischen Leber und Zwerchfell gelegenen Ligaments (Ligamentum
falciforme hepatis) ließ sich bei leichtem Zug am Magen und vorderen Leberrand das Diaphragma vollkommen übersehen.

Bei Direktbetrachtung der normalen Zwerchfellbewegungen zeigte sich bei der Inspiration eine synchrone Kontraktion aller Muskelbezirke, die zu einem gleichmäßigen Tiefertreten des gesamten Diaphragma führte. Auch bei der Exspiration war eine synchrone Erschlaffung aller Muskelbündel und eine seitengleiche Aufwärtsbewegung beider Zwerchfellhälften zu beobachten. Nach isolierter Durchschneidung der 5. Cervicalwurzel bildete sich im hinteren Anteil des mittleren Zwerchfelldrittels bei allen Tieren eine vom Rippenrand bis zur Mittellinie hinziehende, deutlich vortretende Muskelfalte, die den funktionstüchtigen hinteren von dem erschlafften vorderen Zwerchfellabschnitt scharf abgrenzte (vgl. FELIX 1953). Bei der inspiratorischen Zusammenziehung des dorsalen Zwerchfellteils war jetzt im ventralen Bezirk keine Muskelkontraktion mehr feststellbar und als Zeichen des paradoxen Bewegungsvorganges gleichzeitig mit der Senkung des hinteren Abschnitts eine deutliche Hebung des gelähmten vorderen Sektors nachzuweisen. Nach isolierter Durchtrennung der 6. Halswurzel zeichnete sich der gelähmte dorsale Zwerchfellbezirk ebenfalls durch eine scharfe Begrenzung von dem intakten ventralen Anteil ab. Der Muskelwulst lag etwa an gleicher Stelle wie bei Durchschneidung der 5. Wurzel und verlief quer durch das Hemidiaphragma bis zur Mitte hin. Bei der inspiratorischen Kontraktion und Abwärtsbewegung des vorderen Abschnitts ließ sich jetzt eine paradoxe Aufwärtsbewegung im geschädigten hinteren Sektor feststellen. Bei isolierter Rhizotomie der 4. oder 7. Cervicalwurzel konnten bioptisch keine Störungen der Zwerchfellfunktion beobachtet werden.

Zur Ableitung der Aktionsströme vom freigelegten Zwerchfell wurde ein Myograph der Firma Elektrophysik Stephan, Bad Godesberg, verwandt, der mittels einer Elektrodenstrahlröhre eine photographische Kurvenaufzeichnung ermöglichte. Alle Kurven sind mit einer Ablaufgeschwindigkeit von 100 mm/sec geschrieben. Die Ableitung geschah mit unipolaren Nadelelektroden jeweils aus gleichen Abschnitten beider Zwerchfellhälften. Die Elektroden konnten immer ohne Behinderung durch Nachbarorgane angebracht werden.

Wie die Untersuchungen von WACHOLDER und McKINLEY (1929) ergeben haben, gerät das Zwerchfell bei ruhiger Atmung kurz vor Beginn der Inspiration in stärkere tetanische Tätigkeit, die kurz vor Beendigung der Einatmung wieder abnimmt. Die tetanische Bewegung bei einer willkürlich nicht beeinflußten inspiratorischen Kontraktion des Diaphragma dauert etwa zehnmal länger als eine einfache Muskelzuckung.

Die Aktionsstromkurve der Abb. 72 wurde in einer Einatmungsphase vom normalen Zwerchfell abgeleitet. Sie zeigt das gleiche

Interferenzmuster, das bei maximaler Kontraktion eines quergestreiften Extremitätenmuskels zustande kommt, und das typisch
ist für eine physiologische Muskelkontraktion. Die Ableitung erfolgte
aus dem mittleren Zwerchfellbereich.

Nach Durchtrennen der 5. Halswurzel links ließ sich bei 3 Katzen
in der ganzen vorderen Hälfte des linken Hemidiaphragma keine
Aktion mehr feststellen. Auch von den sternalen Muskelbündeln

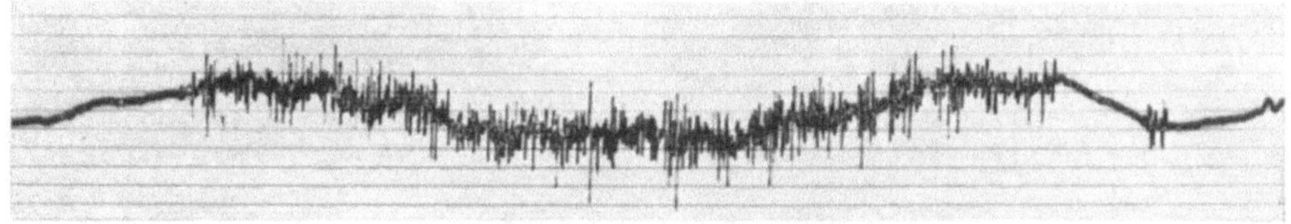

Abb. 72. Normale Aktionsstromkurve vom Zwerchfell einer Katze, abgeleitet
während einer Inspirationsphase

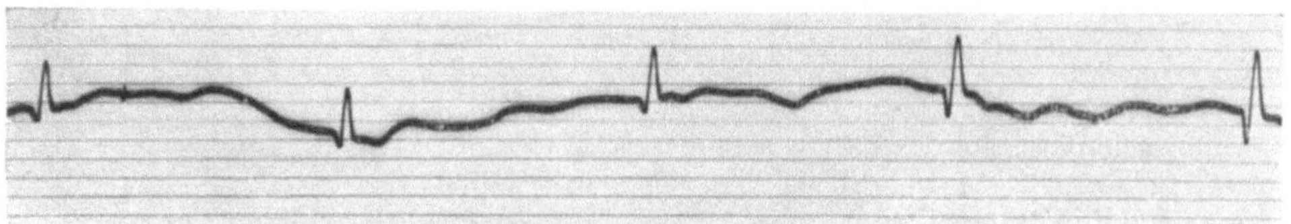

Abb. 73. Myographie nach Rhizotomie C$_5$ links. Ableitung im vorderen
Zwerchfellbereich links. Keine Muskelpotentiale mehr. Lediglich die EKG-
Zacke ist dargestellt

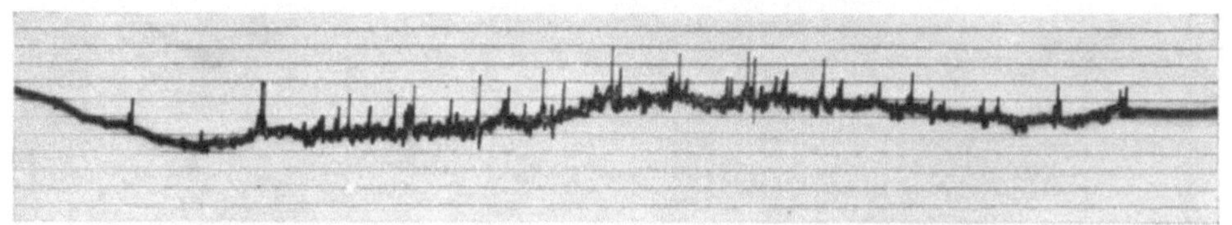

Abb. 74. Myographie nach Rhizotomie C$_5$ links. Kontrollableitung im vorderen Zwerchfellbereich rechts. Normales Aktionsstrombild

konnten keine Aktionspotentiale mehr abgeleitet werden. Auf der
im herznahen Zwerchfell aufgezeichneten Kurve (Abb. 73) ist
lediglich die EKG-Zacke dargestellt. Die bei derselben Katze aus
dem gleichen Gebiet der gesunden rechten Zwerchfellhälfte abge-
leitete Kurve (Abb. 74) zeigt normale Potentiale.

Der durch die Myographie abgrenzbare gelähmte Zwerchfellanteil entsprach in seiner Ausdehnung genau dem Bezirk, in dem
bei bloßer Betrachtung die inspiratorische Bewegungsparadoxie
nachweisbar war, und dessen Grenze durch die im vorhergehenden
beschriebene Muskelfalte gebildet wurde. Im Muskelwulst selbst

war wieder ein normales Aktionsstrombild nachweisbar (Abb. 75). Bei Ableitung etwa 3 mm vor dem Grenzwulst ließen sich jedoch im medialen und auch im rippennahen hinteren Teil des Lähmungs-

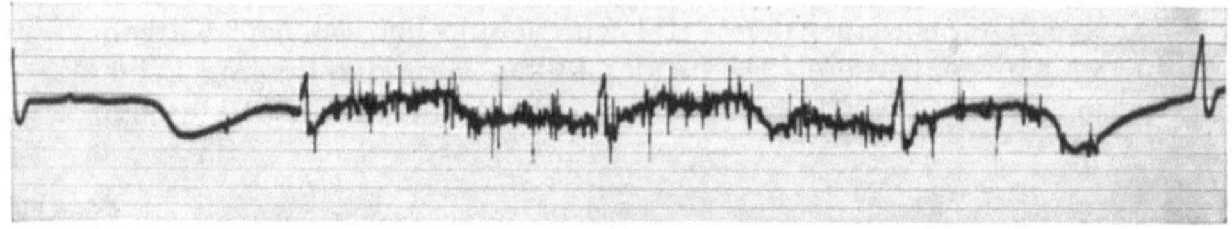

Abb. 75. Myographie nach Rhizotomie C_5 links. Ableitung aus der Grenzzone (Muskelwulst) zwischen dem gelähmten vorderen und funktionstüchtigen hinteren Zwerchfellbereich links. Normales inspiratorisches Aktionsstrombild

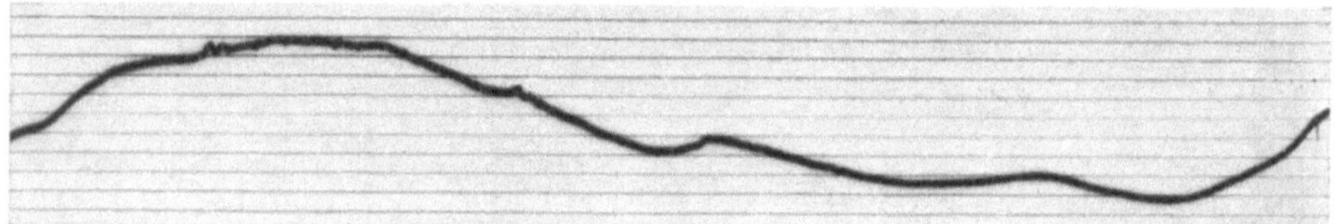

Abb. 76. Myographie nach Rhizotomie C_5 links, Ableitung im costalen Anteil des gelähmten vorderen Zwerchfellbezirks kurz vor dem Grenzwulst. Keine Muskelpotentiale nachweisbar

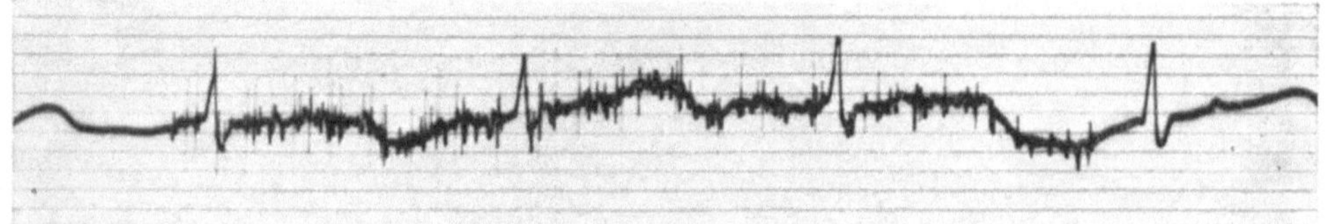

Abb. 77a. Myographie nach Rhizotomie C_5 links. Ableitung während der Inspirationsphase kurz hinter der Grenzfalte im funktionstüchtigen Zwerchfellteil. Normale Muskelpotentiale

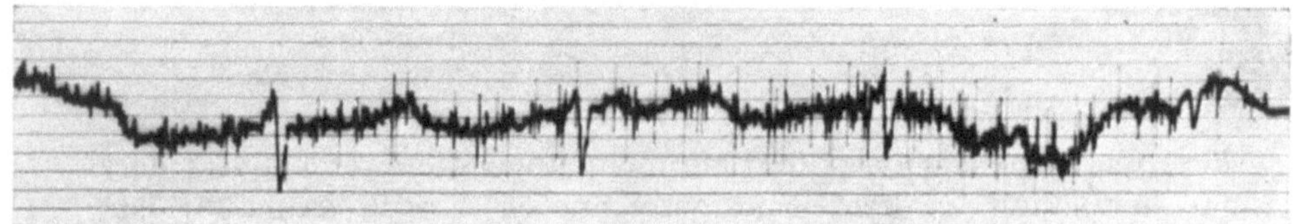

Abb. 77b. Myographie nach Rhizotomie C_5 links. Ableitung im lumbalen Zwerchfellabschnitt. Normales inspiratorisches Kurvenmuster

bezirks keine Muskelpotentiale mehr auffinden. Auf der im costalen Gebiet geschriebenen Kurve, die in Abb. 76 wiedergegeben ist, fehlt auch die EKG-Zacke. Die kurz hinter der Grenzfalte und im linken lumbalen Zwerchfellanteil abgeleiteten Kurven (Abb. 77a und b) zeigen ein normales Muster. Sie gleichen der Ableitung aus dem hinteren Teil des gesunden rechten Hemidiaphragma (Abb. 78). Bei 3 anderen Katzen wurde zuerst die 6. Halswurzel durchtrennt. Danach konnten im lumbo-costalen Teil der entsprechenden Zwerchfellhälfte keine Aktionspotentiale mehr festgestellt werden

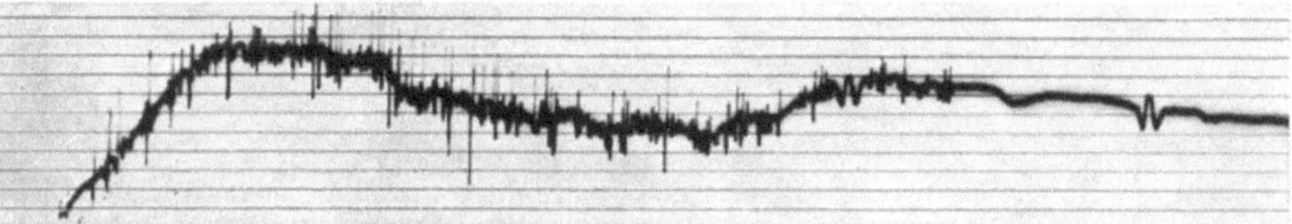

Abb. 78. Myographie nach Rhizotomie C_5 links. Kontrollableitung aus der gesunden rechten Zwerchfellseite. Normale Aktionspotentiale bei der Inspirationsphase

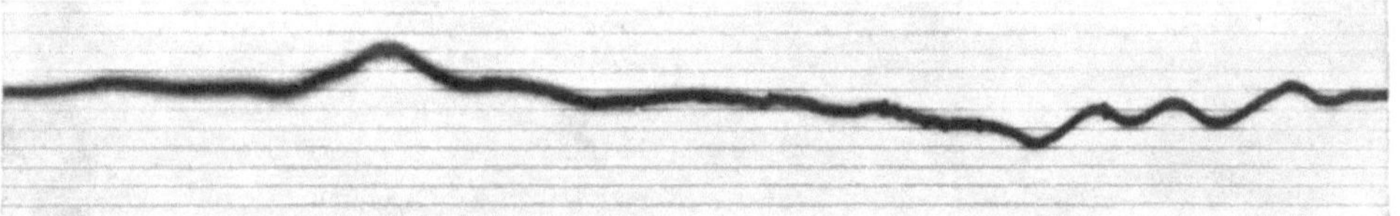

Abb. 79. Myographie nach Rhizotomie C_6 rechts. Kurvenableitung aus dem lumbalen Zwerchfellabschnitt rechts. Bei der Inspiration sind keine Muskelpotentiale nachweisbar

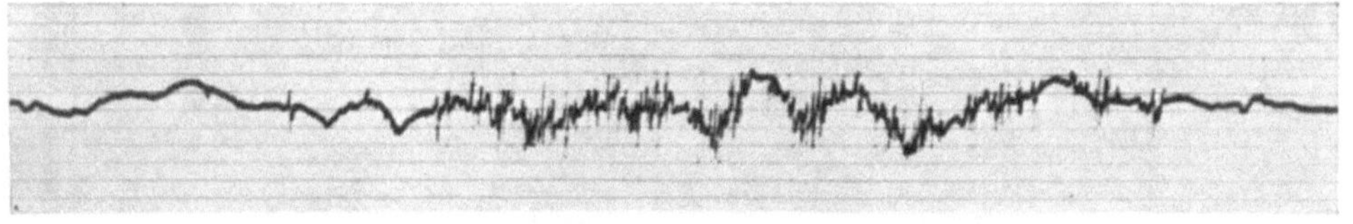

Abb. 80. Myographie nach Rhizotomie C_6 rechts. Ableitung im ventralen Zwerchfellteil rechts. Normale inspiratorische Muskelaktion

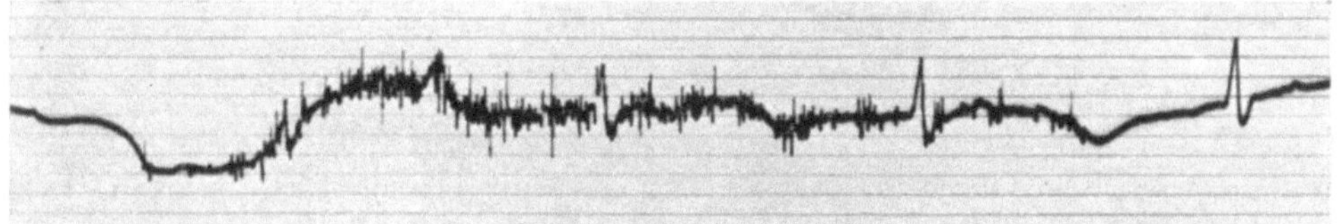

Abb. 81. Myographie nach Rhizotomie C_6 rechts. Ableitung vom gesunden linken Hemidiaphragma. Normales inspiratorisches Aktionsstrombild

(Abb. 79). Im ventralen Abschnitt ließen sich jedoch keine Anzeichen für eine Funktionsstörung nachweisen. Die hier abgeleiteten Potentiale (Abb. 80) stimmten mit dem Aktionsstrombild der ungeschädigten Seite überein (Abb. 81). Die Muskelfalte im mittleren Drittel des geschädigten Hemidiaphragma markierte auch in diesen

Fällen die Grenze zwischen dem gelähmten und intakten Zwerchfellabschnitt. Die aus dem Muskelwulst aufgezeichnete Kurve (Abb. 82) entspricht dem Kurvenmuster des vorderen Zwerchfell-

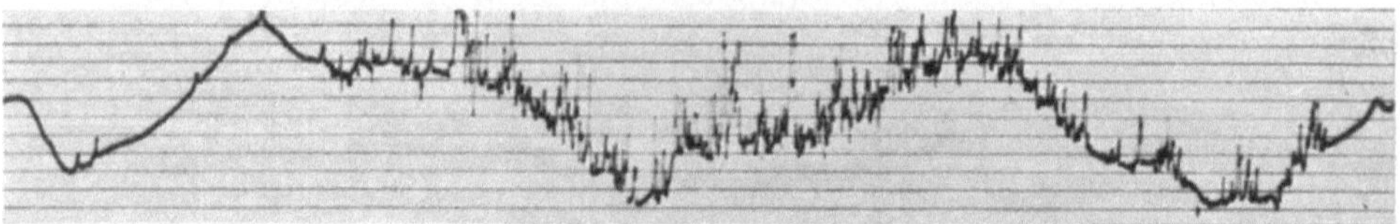

Abb. 82. Myographie nach Rhizotomie C$_6$ rechts. Normales Aktionsstrombild im Grenzwulst zwischen vorderem und hinterem Zwerchfellsektor (Inspirationsphase)

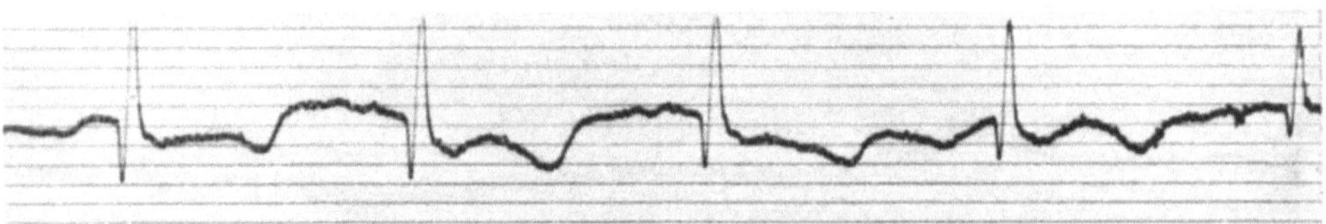

Abb. 83a. Myographie nach Rhizotomie C$_5$+C$_6$ links. Ableitung aus dem vorderen Zwerchfellbereich. In der Inspirationsphase sind keine Aktionspotentiale feststellbar. EKG-Zacken

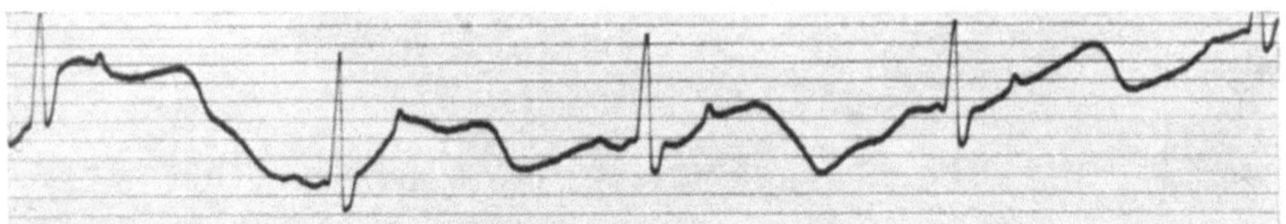

Abb. 83b. Myographie nach Rhizotomie C$_5$+C$_6$ links. Ableitung aus dem medialen Zwerchfellbereich links. Außer der EKG-Zacke sind keine Aktionspotentiale nachweisbar

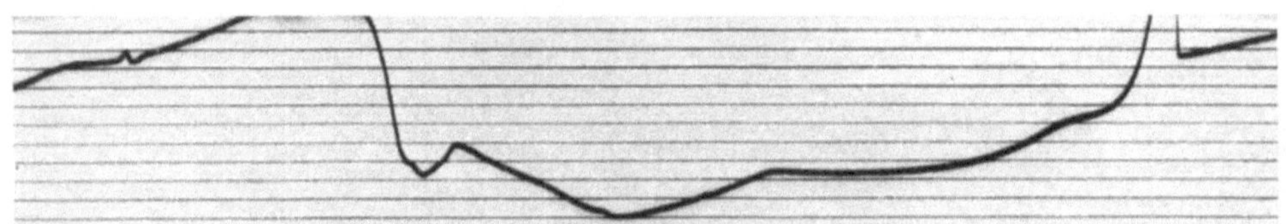

Abb. 83c. Myographie nach Rhizotomie C$_5$+C$_6$ links. Ableitung aus dem lumbalen Zwerchfellbereich links. Während der Inspiration sind keine Aktionspotentiale feststellbar

sektors. Im Gegensatz zum Befund bei Durchtrennung der 5. Halswurzel fand sich jetzt dicht hinter der Grenzfalte keine Aktion mehr.

Zur Klärung, ob das 4. und 7. Cervicalsegment an der Innervation des Diaphragma beteiligt sind, haben wir bei 2 Katzen die Versuche mit der Durchschneidung dieser Wurzeln eingeleitet. Wie bereits erwähnt, war danach makroskopisch keine Störung der Zwerchfellmotilität zu beobachten. Durch die myographische Untersuchung ließ sich dieser Befund bestätigen. Weder im sternalen noch im wirbelsäulennahen lumbalen Zwerchfellabschnitt fand sich eine Änderung des Kurvenmusters. Auf die Wiedergabe dieser Normalkurven wird deshalb verzichtet.

Zum Abschluß der Versuche leiteten wir bei allen 8 Tieren zur Kontrolle nach Durchtrennung der 5. und 6. Halswurzel nochmals

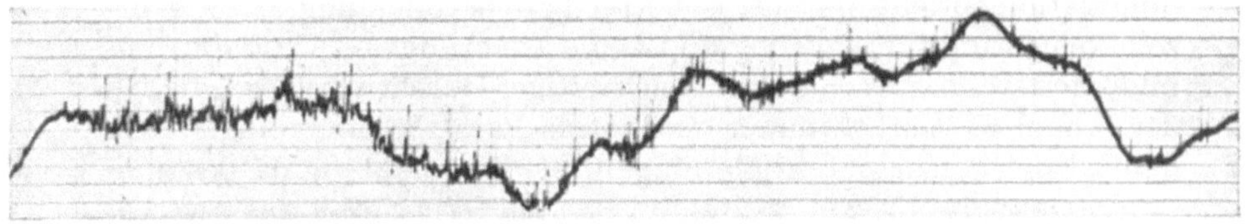

Abb. 84a. Myographie nach Rhizotomie $C_5 + C_6$ links. Kontrollableitung im normalen rechten vorderen Zwerchfellbezirk (Inspirationsphase). Normale Kurve

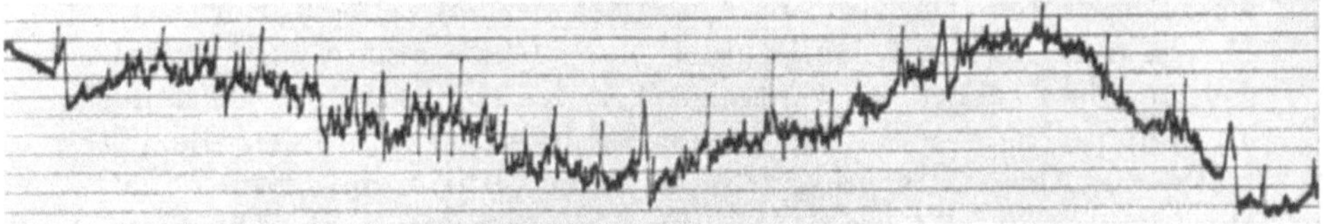

Abb. 84b. Myographie nach Rhizotomie $C_5 + C_6$ links. Normales inspiratorisches Aktionsstrombild im medialen Zwerchfellabschnitt rechts

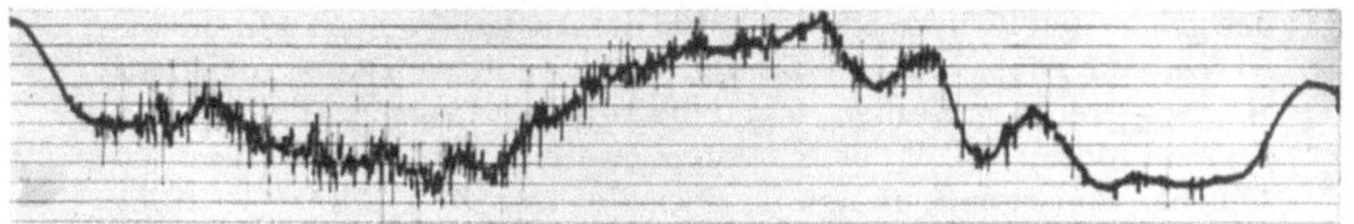

Abb. 84c. Myographie nach Rhizotomie $C_5 + C_6$ links. Kontrollableitung im normalen lumbalen Zwerchfellabschnitt rechts. Normale Aktionsstromkurve während der Inspiration

die Aktionsströme aus den einzelnen Zwerchfellregionen beider Seiten ab. Die folgenden Kurven stammen von einer Katze, deren 5. und 6. Wurzel links durchschnitten wurden. Die 4. und 7. Wurzel waren intakt. Die Ableitungen aus dem vorderen, mittleren und hinteren Anteil des linken Hemidiaphragma weisen, abgesehen von der EKG-Zacke, keine Muskelpotentiale mehr auf (Abb. 83a bis c). Es besteht eine totale Paralyse der gesamten linken Zwerchfellhälfte.

Die in denselben Regionen der gesunden Seite abgeleiteten Kurven zeigen beim Vergleich mit den Vorbefunden wieder normale Kurvenmuster (Abb. 84a bis c).

Die Ergebnisse der myographischen Untersuchungen bestätigen somit die auf Grund der Reiz- und Durchschneidungsversuche getroffene Feststellung, daß bei der Katze die motorische Innervation des Diaphragma vom 5. und 6. Cervicalsegment aus erfolgt und eine Beteiligung der 4. und 7. Cervicalwurzel an der motorischen Versorgung des Zwerchfells nicht besteht. Nur bei Durchtrennung der 5. und 6. Halswurzel ließ sich ein Ausfall der Aktionspotentiale nachweisen. Gegen eine Mitbeteiligung des 4. und 7. Segments an der Zwerchfellinnervation spricht, daß bei isolierter Durchschneidung dieser Wurzeln keine Funktionsstörung und keine Änderung des Aktionsstrombildes feststellbar war und bei gleichzeitiger Durchtrennung lediglich der 5. und 6. Wurzel immer eine totale Paralyse mit völliger Aufhebung der Muskelpotentiale im ganzen Hemidiaphragma bestand.

Die myographischen Befunde beweisen ferner, daß das Zwerchfell wie die Rumpfmuskulatur eine gefelderte Innervation besitzt. Der vordere Zwerchfellabschnitt wird nur von Fasern der 5. Halswurzel versorgt. Der hintere Abschnitt bezieht seine motorischen Fasern nur von der 6. Halswurzel. Nach Rhizotomie von C_5 lassen sich aus dem gelähmten ventralen Teil des Hemidiaphragma keine Muskelpotentiale mehr ableiten. Im intakten lumbalen Bezirk bleibt die Aktionsstromkurve normal. Die Rhizotomie von C_6 hat eine Lähmung mit vollständiger Aktionslosigkeit des hinteren Zwerchfellanteils zur Folge. Dabei findet sich keine Funktionsstörung im vorderen Abschnitt. Die völlige Aufhebung der Aktion in den gelähmten Bezirken beweist, daß der Ausfall nur einer Phrenicuswurzel eine echte partielle Paralyse am Diaphragma zur Folge hat.

Die Grenze zwischen den beiden Wurzelversorgungsgebieten liegt im hinteren Teil des mittleren Zwerchfelldrittels. Sie zeichnet sich bei isolierter Schädigung einer Bezugswurzel scharf ab. Eine Durchmischung der Nervenendfasern von beiden Innervationssegmenten findet in der Übergangszone nicht statt. Im Grenzgebiet des gelähmten Sektors sind keine Aktionspotentiale mehr nachweisbar.

Diese Feststellungen erklären die Röntgenbefunde bei den Reiz- und Durchschneidungsversuchen. Die Reizung der 5. Halswurzel führt zu einer Kontraktion im größeren sternocostalen Zwerchfellanteil, bei der es zu einer passiven Mitbewegung des kleineren, nicht gereizten lumbo-costalen Abschnitts kommt. Die Bewegungsstörung nach Durchtrennen dieser Wurzel ist so ausgedehnt, daß die Funktion des intakten hinteren Zwerchfellbezirks röntgenologisch nicht zu erfassen ist. Bei der Reizung bzw. Durchschneidung der 6. Cervicalwurzel stimmt der röntgenologische Nachweis der isolierten Kontraktion bzw. partiellen Lähmung im lumbalen Teil des Hemidiaphragma mit den Ergebnissen der Myographie überein.

d) Zwerchfellfunktionsstörungen bei Patienten mit genau lokalisierbaren Läsionen der cervicalen Nervenwurzeln

Die Untersuchungen zur Klärung der motorischen Zwerchfellinnervation beim Menschen erfolgten an 46 Patienten, bei denen — wie aus den Tabellen ersichtlich ist — Durchtrennungen der Cervicalwurzeln in verschiedener Ausdehnung und wechselnder Höhe vorlagen. Sitz und Grad dieser Schädigungen konnten bei den 34 Wurzelausrissen mit Sicherheit durch die exakte neurologische Untersuchung bestimmt werden. Vierzehnmal ließ sich dabei die Wurzelläsion durch die Myelographie bestätigen. In 7 Fällen objektivierte die operative Kontrolle die Verletzung im Nervenwurzelgebiet. Bei 12 Beobachtungen, bei denen gezielte Rhizotomien zur Behandlung des Torticollis spasticus, zur Schmerzausschaltung oder wegen cervicaler Neurinome durchgeführt worden waren, gibt der Operationsbefund die Gewähr für die Kenntnis der durchtrennten Wurzeln. Bei 6 Patienten, die erst in letzter Zeit rhizotomiert wurden, haben wir vor und nach der Operation eine genaue röntgenologische Funktionsanalyse der Zwerchfellbewegungen vorgenommen, um an Hand der Vergleichsbefunde objektiv zu bewertende Rückschlüsse ziehen zu können.

Als typisches Zeichen für das Vorliegen einer radikulären Zwerchfellähmung fand sich bei den Patienten mit Wurzelausrissen bei der klinischen Untersuchung immer eine Hyp- oder Analgesiezone im oberen Thoraxbereich, die dem Ausbreitungsgebiet des 4. Cervicaldermatoms entsprach. Andere neurologische Hinweissymptome konnten nicht festgestellt werden. Beim Fehlen dieses Sensibilitätsausfalls ließ sich in keinem Falle der traumatischen Wurzelläsionen eine Störung der Zwerchfellinnervation nachweisen.

Bei der klinischen Untersuchung der Atemmechanik beobachtet man unter normalen Verhältnissen den gemischten Typ der Atembewegung mit annähernd gleich großer costaler und diaphragmaler Komponente. Dabei besteht eine synchrone Hebung und Senkung des Thorax und Abdomen. Eine rein costale oder rein diaphragmale Atmung gibt es nur unter pathologischen Bedingungen.

Der Ausfall der Intercostalmuskulatur bei Querschnittslähmungen in Höhe der unteren Cervicalsegmente hat, wie KOCHER (1896), KLINGMANN (1931), BERGMARK (1932), O. FOERSTER (1936) u. a. gezeigt haben, z. B. eine rein diaphragmale Atmung zur Folge. Beim Inspirium werden dabei die Intercostalräume eingezogen, und die kompensatorisch vergrößerten Zwerchfellbewegungen führen zu einer starken Vorwölbung des Abdomen (Abb. 85). Im Gegensatz dazu findet sich bei rein costaler Atmung inspiratorisch eine Anhebung der unteren Rippen mit deutlicher Einziehung des Abdomen, da die Retraktionskraft der Lungen das gelähmte Zwerchfell nach oben zieht (CASSELS und GITTELSON 1948) (Abb. 86).

Nach länger bestehender Zwerchfellähmung konnte bei Patienten mit cervicalen Wurzelausrissen häufig auf der Seite der Läsion

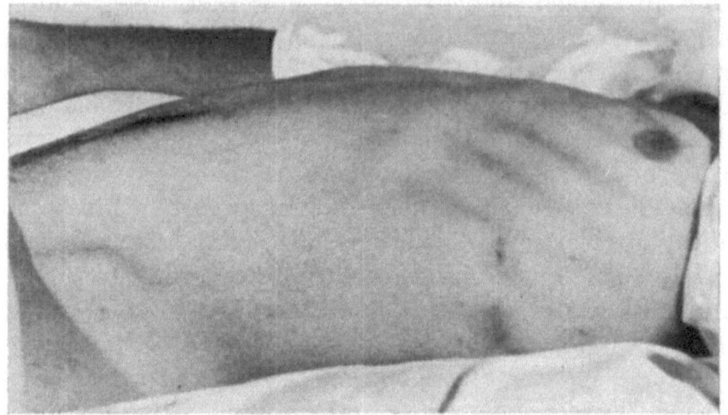

Abb. 85. Rein diaphragmale Atmung bei traumatischer Querschnittslähmung in Höhe C_5

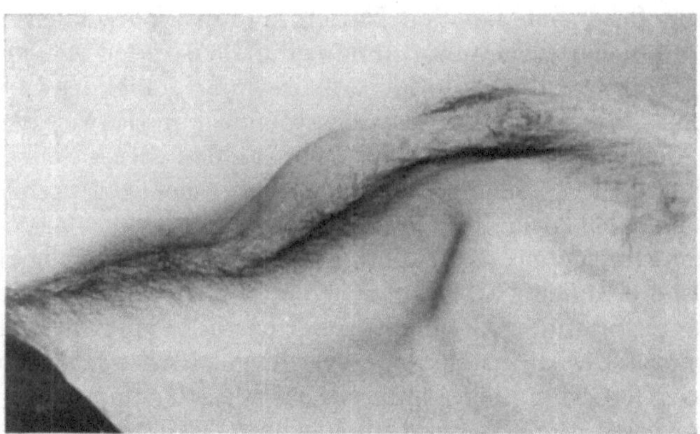

Abb. 86. Rein costale Atmung bei beiderseitiger Zwerchfellähmung nach Rhizotomie $C_1 - C_3$ beiderseits (Beobachtung 17)

eine Asymmetrie des Thorax festgestellt werden. Diese ist bedingt durch die Überfunktion der Intercostalmuskeln, die kompensatorisch zur Aufrechterhaltung eines genügenden Atemvolumens auftritt. Dadurch werden die Rippen faßförmig ausgeweitet. Der Rippenbogen springt lateralwärts vor (Abb. 87).

Die Untersuchung der Zwerchfellfunktion erfolgte in jedem Fall durch die Lungendurchleuchtung mit speziellen Belastungsproben (Müllerscher Versuch, Hitzenbergerscher Schnupfversuch), durch Übersichtsaufnahmen sowie ein sagittales und seitliches Atmungs- bzw. Schnupfkymogramm.

Im normalen Atmungskymogramm sind die Amplituden der Zwerchfellbewegungen beiderseits etwa gleich groß. Der aufsteigende Schenkel der Bewegungslinie des Zwerchfells stellt den exspiratorischen, der absteigende den inspiratorischen Teil der Atemkurve dar. Entsprechend der gegensätzlichen Bewegungsrichtung von costaler und diaphragmaler Atmung sind die Spitzen der Rippen- und Zwerchfellzacken gegeneinander gerichtet (DAHM 1932) (Abb. 88).

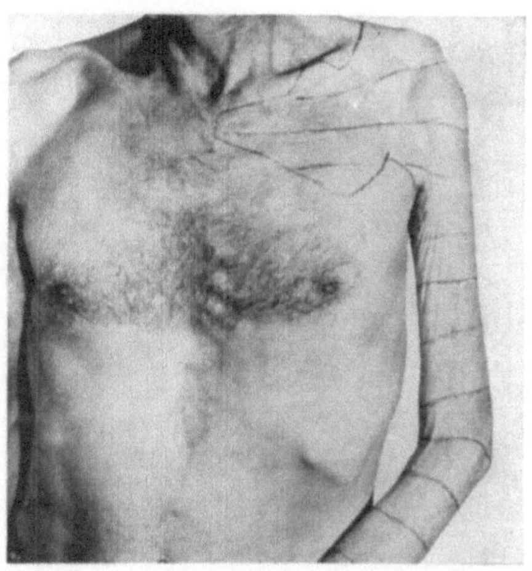

Abb. 87. Thoraxasymmetrie bei linksseitiger Zwerchfellähmung nach Wurzelausriß C_4—Th_1 links (Beobachtung 6)

Im Seitenkymogramm zeigt das Diaphragma im dorsalen

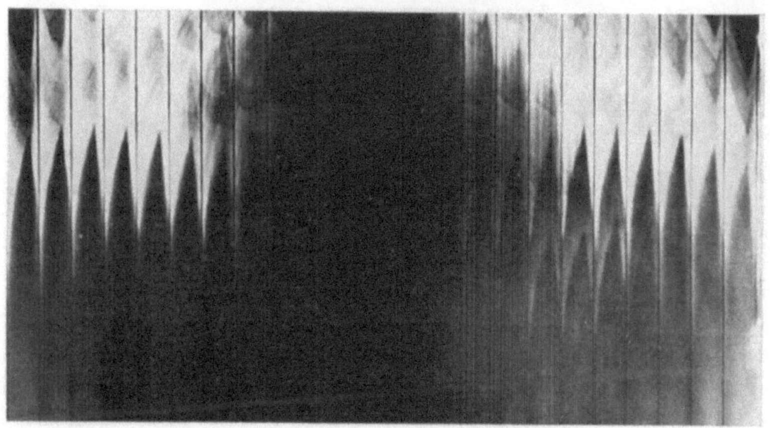

Abb. 88. Normales Atmungskymogramm (Beobachtung 43)

Abschnitt erheblich größere Atemexkursionen als im ventralen. Diese Exkursionsdifferenz führt WEBER (1936) darauf zurück, daß die durch die thoracale Atmung verursachte Vor- und Hochstoßbewegung des Brustbeins der inspiratorischen Senkung der sternalen Zwerchfellpartie entgegenwirkt (Abb. 89).

Beim Schnupfversuch (HITZENBERGER 1927), der in Form von mehreren kurzen Inspirationen durch die Nase bei geschlosse-

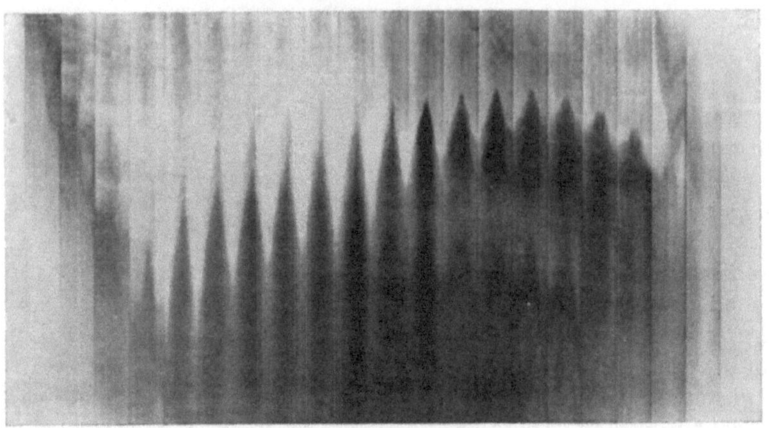

Abb. 89. Normales seitliches Atmungskymogramm (Beobachtung 37)

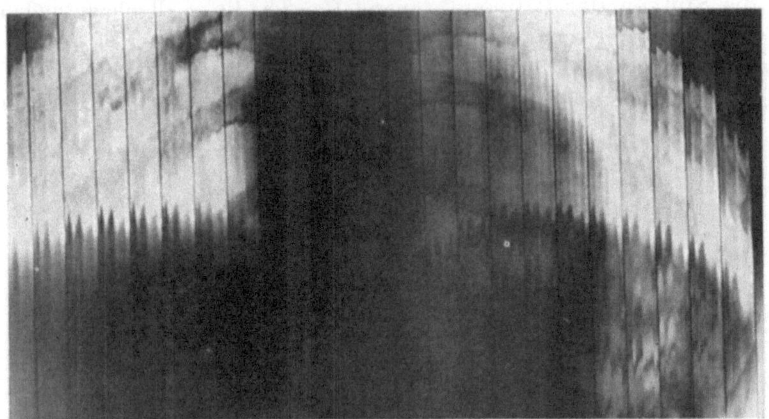

Abb. 90. Normales sagittales Schnupfkymogramm (Beobachtung 23)

nem Mund ausgeführt wird, entsteht durch die plötzliche Verringerung des intrathoracalen Drucks ein Sog, gegen den sich das gesunde Diaphragma mit seiner Kontraktion durchsetzt. Im entsprechenden Kymogramm sind die Zacken beiderseits gleich groß und nicht phasenversetzt (Abb. 90).

Das seitliche Schnupfkymogramm ist besonders zur Beurteilung einer umschriebenen Funktionsschwäche einzelner Zwerchfellabschnitte geeignet. Unter nichtpathologischen Bedingungen lassen sich die normalen Bewegungen an der ganzen Zwerchfellkontur gut ablesen (Abb. 91).

Röntgenologische Zeichen der Zwerchfellparalyse sind:

1. Hochstand mit Überdehnung und Atrophie des Zwerchfells. Je nach Grad und Dauer der Lähmung ist er mehr oder weniger stark ausgeprägt. Nach STANBURY (1934) und SCHWATT (1934) ist bei kompletter Lähmung nach etwa einem halben Jahr die Inaktivitätsatrophie vollständig ausgebildet, so daß das Hemidiaphragma seine Endstellung erreicht hat.

2. Bewegungsparadoxie im Schnupfversuch als konstant nachweisbares und beweisendes Symptom. Durch die schlagartige

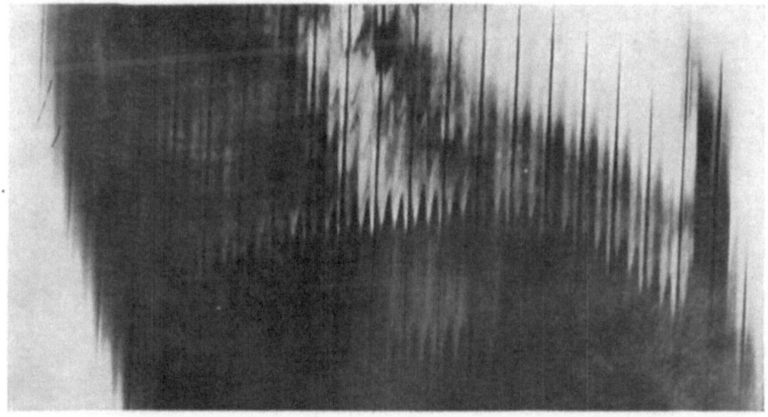

Abb. 91. Normales seitliches Schnupfkymogramm (Beobachtung 30)

Drucksenkung im Thorax wird das nervös oder muskulär geschädigte Diaphragma bei der kurzen Inspiration hochgeschleudert (Abb. 92a und b). — Die Paradoxie fehlt meist bei normaler und forcierter Atmung und ist im Müllerschen Versuch ebenfalls nicht immer feststellbar. Die inspiratorische Abwärtsbewegung ist jedoch stets abgeschwächt und zeigt häufig eine zeitliche Versetzung, die aus dem Atmungskymogramm im Vergleich mit der gesunden Seite leicht abzulesen ist (Abb. 93) und als *Pseudoparadoxie* bezeichnet wird (DAHM 1936).

3. Mediastinalwanderung zur gesunden Seite. Diese kommt durch die Druckdifferenz zwischen kranker und gesunder Seite zustande. Die gelähmte Seite vollzieht infolge ihrer geringeren Atemkapazität den inspiratorischen Luftausgleich schneller als die gesunde (HOLZKNECHT 1907, HEINE 1957).

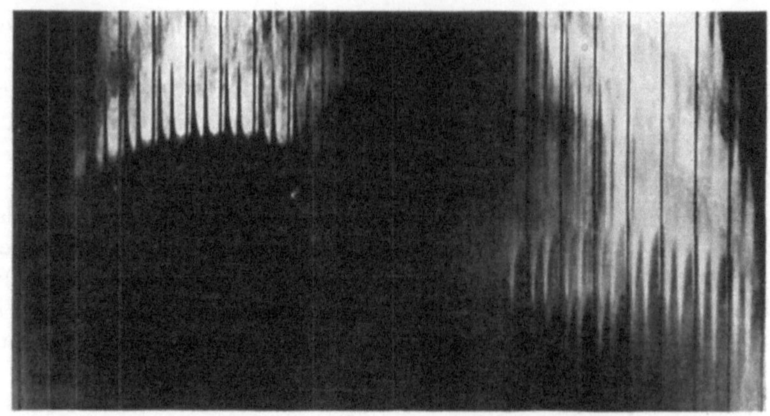

Abb. 92a. Zwerchfellähmung rechts. Eindeutige Bewegungsparadoxie im Schnupfkymogramm

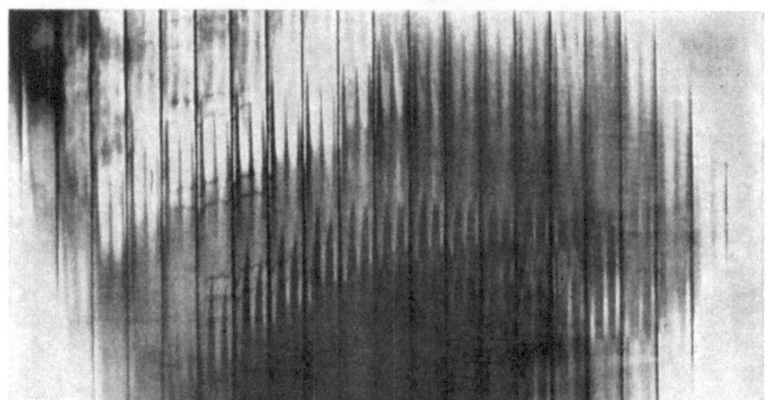

Abb. 92b. Seitliches Schnupfkymogramm. Bewegungsparadoxie am hochstehenden gelähmten Zwerchfell rechts

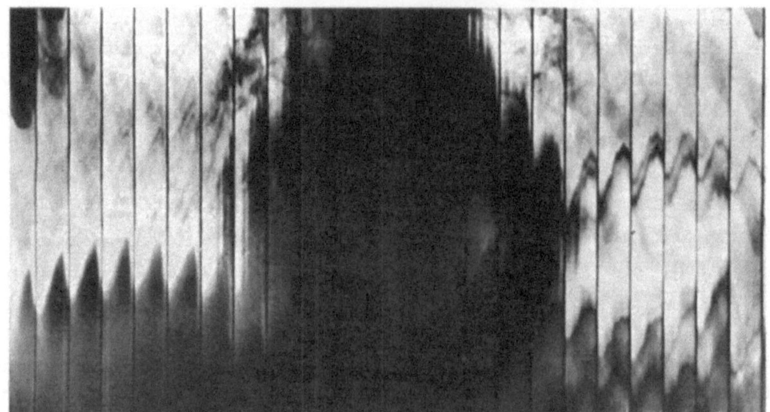

Abb. 93. Zwerchfellähmung links bei Wurzelausriß C_4-Th_1 (Beobachtung 6). Pseudoparadoxie im Atmungskymogramm

4. Atelektasenbildung als indirektes röntgenologisches Zeichen (FLEISCHNER 1936).

Die Beobachtungen wurden tabellarisch nach folgenden Gesichtspunkten geordnet: In Tab. 3 ist eine Aufstellung der Patienten mit traumatischen Wurzelausrissen wiedergegeben, bei denen sich röntgenologisch sichere Zwerchfellinnervationsstörungen nachweisen ließen. Tab. 4 enthält die Patienten, denen wir operativ die oberen oder mittleren Cervicalwurzeln durchtrennten. In Tab. 5 sind die Verletzten mit traumatischen Wurzelausrissen angeführt, die bei der Röntgenuntersuchung keinerlei Anzeichen für eine Parese oder Paralyse des Zwerchfells boten. Neben einer fortlaufenden Numerierung sind in Klammern die entsprechenden Reihennummern aus den Tabellen S. 25 bis 31 angegeben, in denen die neurologische Symptomatik dargestellt ist. Der besseren Übersicht wegen werden in den hier zusammengefaßten Gruppen die motorischen und sensiblen Ausfallserscheinungen nicht mehr erwähnt, sondern lediglich die Art und Ausdehnung der Wurzelschädigung sowie das Ergebnis der Myelographie und der bioptische Befund der operativ kontrollierten Patienten mitgeteilt.

Von den 34 Patienten mit genau lokalisierbaren cervicalen Wurzelschädigungen wiesen 10 röntgenologisch die Zeichen einer der Verletzungsseite entsprechenden Zwerchfellinnervationsstörung auf.

1. Totale Zwerchfellähmungen

Als Beispiel für eine totale hemidiaphragmale Paralyse wird ein Fall mit Wurzelausrissen C_4—C_7 angeführt (Beobachtung 1). Das linke Hemidiaphragma war handbreit höher gestellt als das rechte und hatte das Herz nach oben verdrängt (Abb. 94a). Im Seitenbild bestand ein Hochstand der ganzen gelähmten Zwerchfellseite (Abb. 94b). Bei der Durchleuchtung waren die Atemexkursionen der hochstehenden Zwerchfellhälfte gegenüber der gesunden Seite verringert und zeitlich versetzt. Im Schnupfversuch wurde das gelähmte Hemidiaphragma inspiratorisch hochgeschleudert, und das Mediastinum schnellte zur gesunden Seite. Das Atmungskymogramm zeigte verkleinerte, pseudoparadoxe Bewegungen (Abb. 94c). Im zugehörigen sagittalen und seitlichen Schnupfkymogramm fanden sich an der ganzen Zirkumferenz der gelähmten Zwerchfellhälfte paradoxe Zackenbildungen (Abb. 94d und e).

Der folgende Fall (Beobachtung 9) verdient deshalb besondere Beachtung, weil er Aufschluß gibt über Wurzelbezug und Endfaseraufteilung des Nervus phrenicus. Es handelt sich um einen Patienten, bei dem totale Ausrisse von C_5—Th_1 mit gleichzeitiger Teil-

läsion der 4. Halswurzel rechts vorlagen. Wegen schwerer Schmerz-
zustände im gelähmten Arm und der Supraclaviculargegend
wurde das Verletzungsgebiet revidiert und bei der Laminektomie

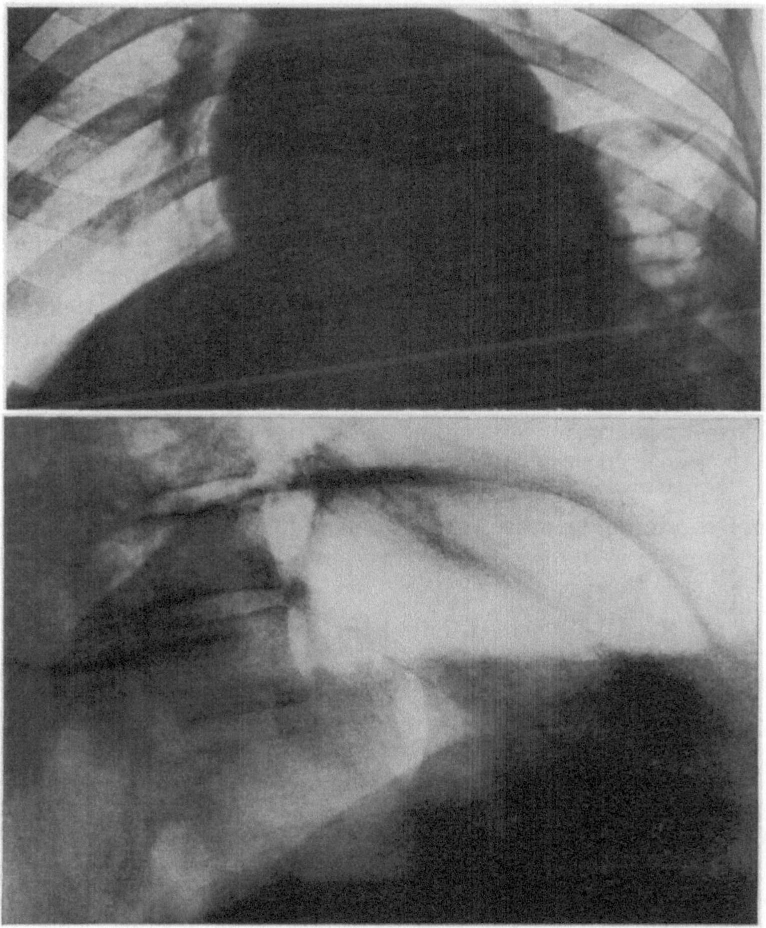

Abb. 94a—e. Totale Zwerchfellähmung links bei Wurzelausriß $C_4—C_7$
(Beobachtung 1)

a) Sagittale Übersichtsaufnahme. Hochstand des ganzen linken Hemidiaphragma

b) Seitliche Röntgenaufnahme. Hochstand der ganzen linken Zwerchfellhälfte

die teilausgerissene und mit der Arachnoidea verbackene 4. Cervicalwurzel völlig durchtrennt.

Vor der Operation fand sich eine Parese mit leichtem Hochstand des ganzen rechten Hemidiaphragma. Im rechten Unterfeld

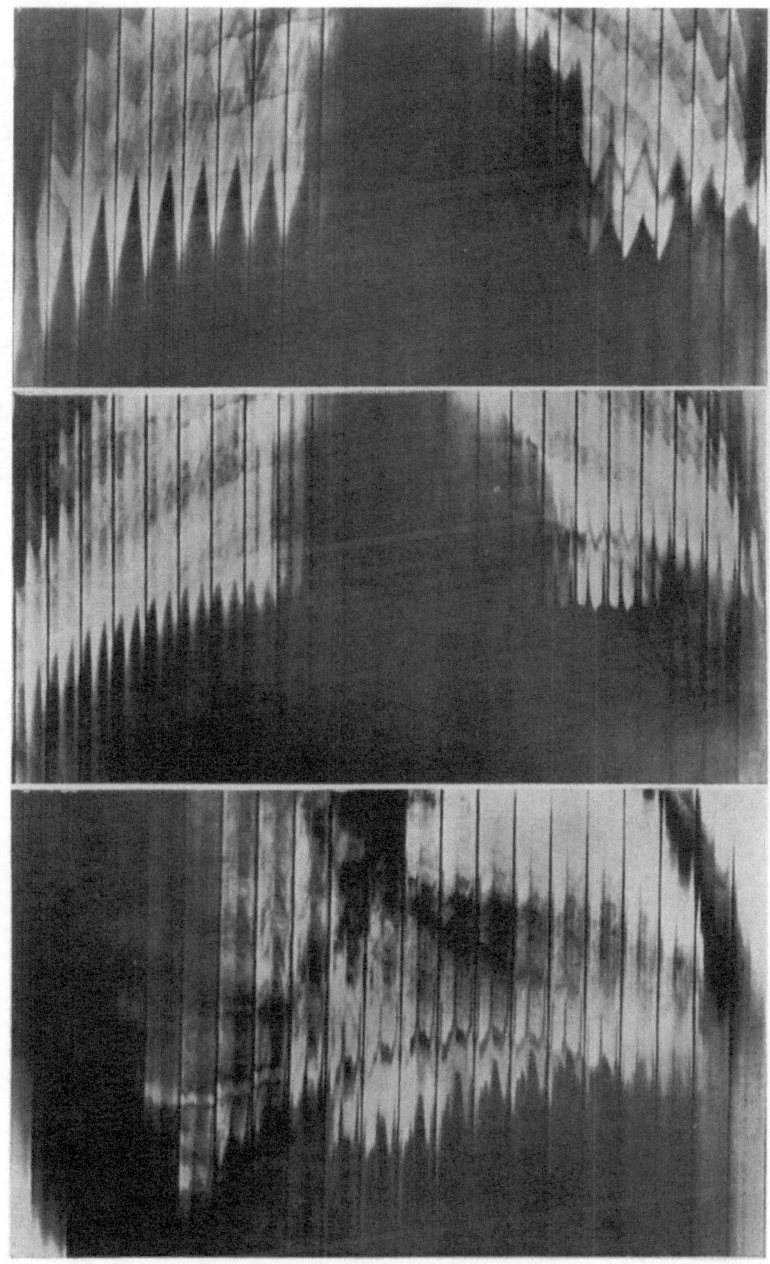

Abb. 94c—e

c) Atmungskymogramm. Verkleinerte, pseudoparadoxe Bewegungen links
d) Sagittales Schnupfkymogramm. Bewegungsparadoxie an der ganzen linken Zwerchfellkuppe. Mittelfellwanderung nach rechts
e) Seitliches Schnupfkymogramm. Paradoxe Bewegungen an der ganzen hochstehenden linken Zwerchfellhälfte

Tabelle 3. *Zwerchfellähmungen bei cervicalen Wurzelausrissen mit C_4-Schädigung*

Name	Diagnose	1. Myelogrammbefund 2. Operationsbefund		Zwerchfellbefund
1. G. W. (23)	Wurzelausriß $C_4 - C_7$ li.	1. Wurzeltasche C_7 2.	∅	28. 4. 1959: Totale Zwerchfellähmung li., Zwerchfellhochstand (handbreit). Sagittales Atmungskymogramm: Verkleinerte, pseudoparadoxe Bewegungen li. Sagittales und seitliches Schnupfkymogramm: Bewegungsparadoxie li., Mittelfellwanderung nach rechts
2. T. V. (26)	Wurzelausriß $C_4 - C_7$ li.	1. Wurzeltaschen $C_6 + C_7$ 2.	∅	17. 6. 1959: Totale Zwerchfellähmung li., Zwerchfellhochstand (handbreit). Sagittales Atmungskymogramm: Links stark verkleinerte Bewegungen medial und Mehrtaktbewegungen mit initialer Paradoxie lateral. Sagittales und seitliches Schnupfkymogramm: Bewegungsparadoxie li., Mittelfellwanderung nach rechts. Basisatelektase links
3. O. B. (34)	Wurzelausriß $C_4 - C_8$ li.	1. 2.	∅ ∅	11. 9. 1958: Totale Zwerchfellähmung li., Zwerchfellhochstand (handbreit). Sagittales Atmungskymogramm: Verkleinerte, nicht phasenversetzte Bewegungen li. Sagittales und seitliches Schnupfkymogramm: Bewegungsparadoxie li., Mittelfellwanderung nach rechts
4. F. C. (35)	Wurzelausriß $C_4 - C_8$ li.	1. Wurzeltasche C_7 2.	∅	7. 9. 1959: Totale Zwerchfellähmung li., Zwerchfellhochstand (handbreit). Sagittales Atmungskymogramm: Verkleinerte, pseudoparadoxe Bewegungen li. Sagittales und seitliches Schnupfkymogramm: Bewegungsparadoxie li., Mittelfellwanderung nach rechts
5. A. R. (43)	Wurzelausriß $C_4 - Th_1$ re.	1. Wurzeltasche C_7 2.	∅	23. 1. 1958: Totale Zwerchfellähmung re., Zwerchfellhochstand (handbreit). Rechts eingeschränkte Atemverschieblichkeit und Bewegungsparadoxie im Schnupfversuch. Kymogramme aus technischen Gründen nicht angefertigt
6. J. S. (44)	Wurzelausriß $C_4 - Th_1$ li.	1. 2.	∅ ∅	15. 12. 1959: Totale Zwerchfellähmung li., Zwerchfellhochstand (handbreit). Sagittales Atmungskymogramm: Verkleinerte, pseudoparadoxe Bewegungen li. Sagittales und seitliches Schnupfkymo-

			gramm: Bewegungsparadoxie li., Mittelfellwanderung nach rechts. Basisatelektase li.
7. D. H. (47)	Wurzelausriß $C_4 - Th_1$ li.	1. $\varnothing$ 2. $\varnothing$	2. 11. 1960: Totale Zwerchfellähmung li., Zwerchfellhochstand (3 Querfinger). Sagittales Atmungskymogramm: Verkleinerte, nicht phasenversetzte Bewegungen li. Sagittales und seitliches Schnupfkymogramm: Bewegungsparadoxie li., Mittelfellwanderung nach rechts
8. S. J. (46)	Wurzelausriß $C_4 - Th_1$ li.	1. $\varnothing$ 2. $\varnothing$	17. 10. 1960: Totale Zwerchfellähmung li., Zwerchfellhochstand (3 Querfinger). Sagittales Atmungskymogramm: Verkleinerte, nicht phasenversetzte Bewegungen li. Sagittales und seitliches Schnupfkymogramm: Bewegungsparadoxie li., Mittelfellwanderung nach rechts. Basisatelektase links
9. W. L. (45)	Wurzelausriß $C_5 - Th_1$ re. Teilausriß C_4	1. Wurzeltaschen $C_6 + C_7 + C_8$ 2. 23. 2. 1960 Rhizotomie der teilgeschädigten C_4 Wurzelausriß $C_5 - Th_1$	4. 2. 1960: Vor Operation: Parese des re. Hemidiaphragma mit Hochstand (3 Querfinger). Sagittales Atmungskymogramm: Normale, nicht phasenversetzte Bewegungen bds. Sagittales und seitliches Schnupfkymogramm: Pseudoparadoxe Bewegungen am ganzen re. Hemidiaphragma. 7. 3. 1960: Nach Operation: Totale Zwerchfellähmung re., Zwerchfellhochstand (handbreit). Hepatodiaphragmale Coloninterposition. Sagittales Atmungskymogramm: Verkleinerte, nicht phasenversetzte Bewegungen rechts. Sagittales und seitliches Schnupfkymogramm: Bewegungsparadoxie rechts. Basisatelektase rechts
10. K. S. (42)	Wurzelausriß $C_4 - Th_1$ li.	1. $\varnothing$ 2. Wurzelausriß $C_4 - Th_1$	27. 9. 1958: Dissoziierte Zwerchfellähmung li., partieller Hochstand des li. Hemidiaphragma im hinteren Abschnitt (4 Querfinger). Sagittales Atmungskymogramm: Verkleinerte, nicht phasenversetzte Bewegungen li. Sagittales Schnupfkymogramm: Links normale, nicht phasenversetzte Bewegungen, die von paradoxen Zacken überlagert sind. Seitliches Schnupfkymogramm: Doppelzackenbildung mit initialer Paradoxie an der hinteren und mittleren Kontur der hochstehenden li. Zwerchfellhälfte. Mittelfellwanderung nach rechts

Tabelle 4. *Zwerchfellbefunde bei cervicalen Rhizotomien*

Name	Diagnose	Operation	Zwerchfellbefund
11. W. B. (1)	Torticollis spasticus	13. 10. 1959 v.+h. Rhiz. C_1—C_2 bds.	5. 10. 1959: Vor Operation: Zwerchfell bds. o. B. 2. 11. 1959: Nach Operation: Zwerchfell bds. o. B.
12. U. S. (3)	Torticollis spasticus	27. 7. 1960 v. Rhiz. C_1—C_2 re. v. Rhiz. C_1—C_3 li.	25. 7. 1960: Vor Operation: Zwerchfell bds. o. B. 21. 9. 1960: Nach Operation: Dissoziierte Zwerchfellähmung li., partieller Hochstand des Hemidiaphragma im vorderen Abschnitt (2 Querfinger). Sagittales Atmungskymogramm: Verkleinerte, nicht phasenversetzte Bewegungen li. Sagittales Schnupfkymogramm: Paradoxe Bewegungen li., die medial am deutlichsten ausgeprägt sind. Seitliches Schnupfkymogramm: Paradoxe Zacken an der hochstehenden vorderen li. Zwerchfellhälfte. Basisatelektase li. Rechtes Zwerchfell o. B.
13. K. G. (4)	Torticollis spasticus	23. 6. 1950 v. Rhiz. C_1—C_3 bds.	2. 9. 1959: Zwerchfell bds. o. B.
14. L. P. (5)	Torticollis spasticus	11. 2. 1957 v. Rhiz. C_1—C_3 bds.	5. 9. 1959: Zwerchfell bds. o. B.
15. M. D. (6)	Torticollis spasticus	24. 6. 1958 v. Rhiz. C_1—C_3 bds.	2. 11. 1960: Zwerchfell bds. o. B.
16. T. J. (7)	Torticollis spasticus	4. 8. 1959 v. Rhiz. C_1—C_3 bds.	19. 8. 1959: Im Schnupfversuch eindeutige Bewegungsparadoxie im anteromedialen Zwerchfellabschnitt bds. nachweisbar, die kymographisch nicht sicher zu objektivieren ist. Keine Buckelung der Zwerchfellkonturen
			20. 8. 1959: Vor der Operation: Zwerchfell bds. o. B. 16. 9. 1959: Nach Operation: Dissoziierte Lähmung des vorde-

17. B. P. (8)	Torticollis spasticus	21. 8. 1959 v. Rhiz. C_1—C_3 bds.	ren Zwerchfellabschnitts bds. Leichter Zwerchfellhochstand re. Sagittales Atmungskymogramm: Verkleinerte, nicht phasenversetzte Bewegungen bds. Sagittales Schnupfkymogramm: Paradoxe Bewegungen bds., die medial am deutlichsten ausgeprägt sind. Seitliches Schnupfkymogramm: Bewegungsparadoxie in der vorderen Hälfte des Diaphragma bds. Basisatelektasen bds.
18. A. K. (9)	Torticollis spasticus	12. 4. 1960 v. Rhiz. C_1—C_3 bds.	11. 4. 1960: Vor Operation: Zwerchfell bds. o. B. 29. 4. 1960 und 18. 7. 1960: Nach Operation: Im Schnupfversuch eindeutige Bewegungsparadoxie im anteromedialen Zwerchfellabschnitt re., die kymographisch nicht sicher zu objektivieren ist. Linkes Zwerchfell o. B.
19. P. J. (10)	Epidurale Metastasen-Neuralgien	26. 9. 1958 Rhiz. C_2—C_4 re.	25. 9. 1958: Vor Operation: Mäßige basale und apikale Verschwielung re. mit eingeschränkter, aber normaler Atemverschieblichkeit des rechten Hemidiaphragma. Linkes Zwerchfell o. B. 18. 11. 1958: Nach Operation: Totale Zwerchfellähmung re., leichter Zwerchfellhochstand (2 Querfinger). Sagittales und seitliches Schnupfkymogramm: Bewegungsparadoxie re.
20. H. S. (11)	Epidurale Metastasen-Neuralgien	23. 3. 1960 Rhiz. C_4 li.	22. 3. 1960: Vor Operation: Zwerchfell bds. o. B. 19. 4. 1960: Nach Operation: Dissoziierte Zwerchfellähmung li., partieller Hochstand des Hemidiaphragma im hinteren Abschnitt (4 Querfinger). Bei Durchleuchtung eindeutige Bewegungsparadoxie des hochstehenden hinteren Zwerchfellanteils. Kymogramme aus technischen Gründen nicht angefertigt
21. J. S. (12)	Neurinom C_5 li.	4. 6. 1956 Rhiz. C_5 li.	12. 3. 1960: Zwerchfell bds. o. B.
22. H. K. (13)	Neurinom C_6 li.	11. 6. 1960 Rhiz. C_6 li.	10. 7. 1960: Zwerchfell bds. o. B.

Zeichenerklärung: Rhiz. = Rhizotomie, v. = vordere, h. = hintere

bestand eine von lateral oben nach medial hinten ziehende Basisatelektase (Abb. 95a). Die Bewegungen des geschädigten Zwerchfells
waren bei der Durchleuchtung gegenüber links abgeschwächt. Beim
Schnupfversuch hob sich die rechte Zwerchfellkuppe inspiratorisch
nach oben. Das Atmungskymogramm zeigte beiderseits normal
große, nicht phasenversetzte Bewegungen (Abb. 95b). Im Schnupfkymogramm stellten sich rechts nicht um eine halbe Atemphase
verschobene, sondern nur zeitlich versetzte, pseudoparadoxe Zacken
dar (Abb. 95c).

Nach vollständiger Durchschneidung der 4. Cervicalwurzel zeigte
sich das Bild einer totalen Zwerchfellparalyse rechts. Gegenüber
dem Vorbefund war der Hochstand der gelähmten Seite viel aus-
gesprochener (Abb. 95d). Als Folge der völligen Erschlaffung der
rechten Zwerchfellhälfte war eine hepatodiaphragmale Interposi-
tion des Colon entstanden. Im Atmungskymogramm fanden sich
am hochstehenden rechten Hemidiaphragma verkleinerte, pseudoparadoxe Bewegungen (Abb. 95e). Im Schnupfkymogramm waren
rechts paradoxe Zacken nachweisbar (Abb. 95f).

Die Teilläsion der 4. Cervicalwurzel hatte bei dem letztgenannten
Patienten lediglich eine Parese des Hemidiaphragma zur Folge.
Nach Durchschneidung der teilgeschädigten Wurzel bestand eine
totale Paralyse der rechten Zwerchfellhälfte. Sowohl die sich üb er
die ganze rechte Zwerchfellseite erstreckende Parese nach Teilschädigung der 4. Wurzel als auch die totale hemidiaphragmale
Paralyse nach ihrer Durchtrennung lassen annehmen, daß die
Phrenicusfasern der 4. Cervicalwurzel bei diesem Patienten gleichmäßig über die gesamte Zwerchfellhälfte verteilt waren. Der Teil-
abriß der 4. Wurzel sowie auch die Durchschneidung der restlichen
Wurzelfasern hätten sonst zu einer umschriebenen Lähmung des
Hemidiaphragma führen müssen. Die Annahme einer uniradikulären, vom 4. Cervicalsegment ausgehenden Zwerchfellinnervation
ist in diesem Falle berechtigt.

Diese Annahme wird bestätigt durch die bereits von SHERRING-
TON getroffene Feststellung, daß den einzelnen Filamenten einer
Nervenwurzel keine spezialisierte Funktion zukommt, sondern
jedes Bündelchen die vordere Wurzel en miniature darstellt.

Bei den anderen 9 Patienten mit totalen Zwerchfellähmungen
läßt sich keine genaue Entscheidung treffen, ob eine uni- oder
pluriradikuläre Zwerchfellversorgung vorliegt. In allen Fällen war
die 4. Cervicalwurzel zerstört. Nur einmal handelte es sich um eine
Wurzeldurchschneidung C_2—C_4 (Beobachtung 19). Sonst lagen
immer neben der Schädigung der 4. Wurzel Läsionen der unteren
Halswurzeln vor. Zweimal bestanden Wurzelausrisse von C_4—C_7

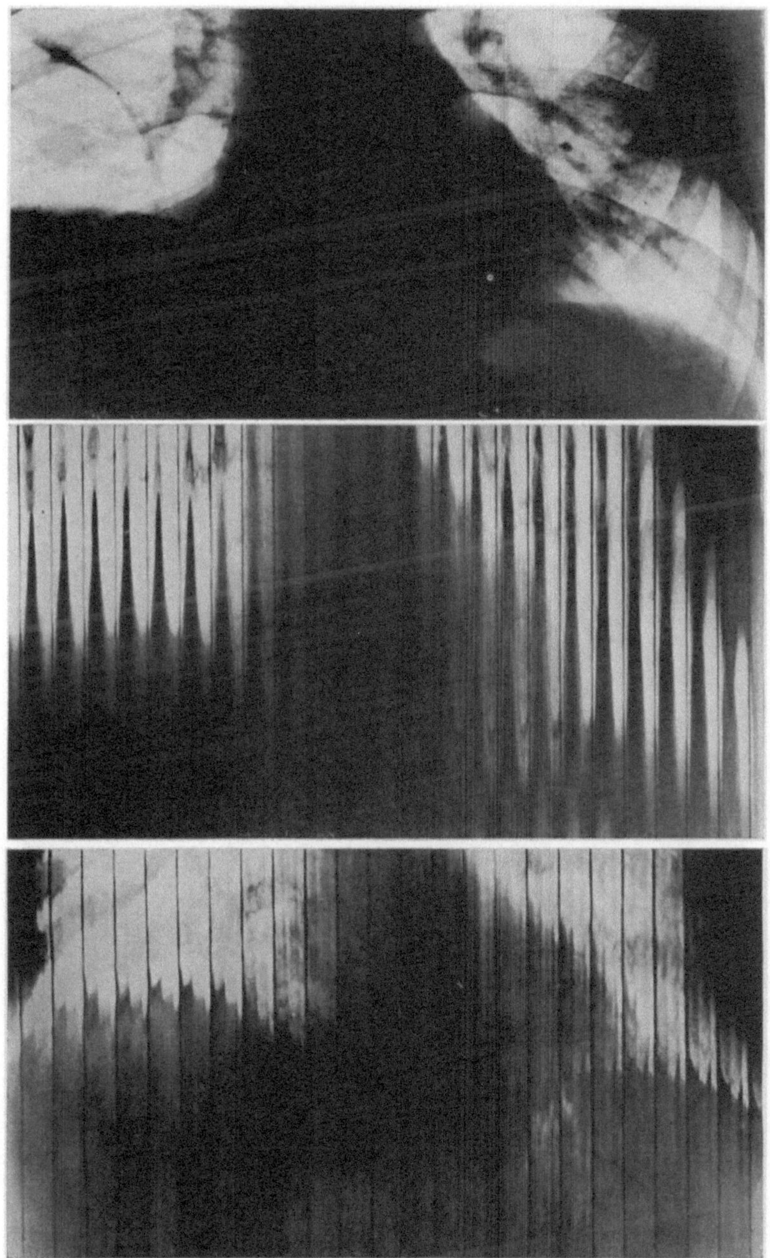

Abb. 95 a—c. Zwerchfellparese rechts bei Wurzelausriß C_5-Th_1 und Teilschädigung von C_4 (Beobachtung 9)
a) Übersichtsaufnahme. Leichter Hochstand des rechten Zwerchfells. Basisatelektase rechts
b) Sagittales Atmungskymogramm. Normal große Bewegungen beiderseits
c) Sagittales Schnupfkymogramm. Pseudoparadoxe Bewegungen am leicht hochgestellten rechten Hemidiaphragma

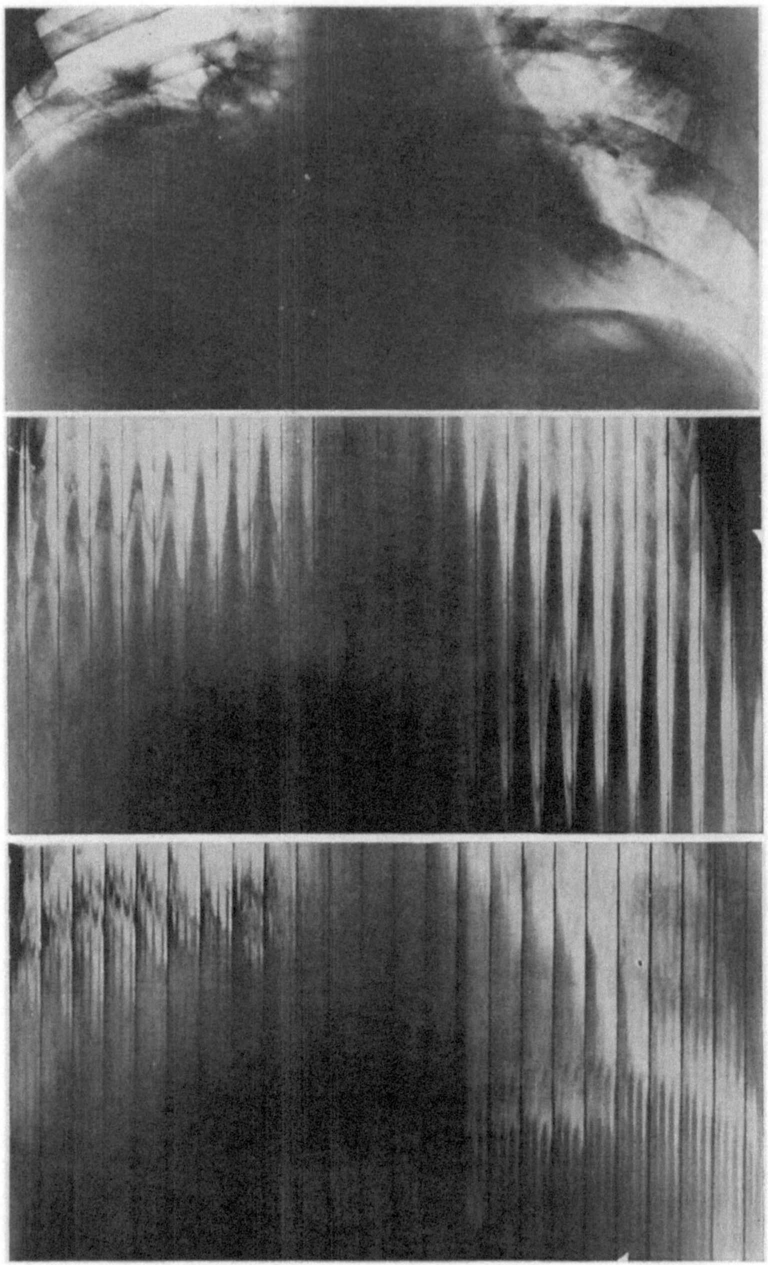

Abb. 95 d—f. Zwerchfellparalyse rechts nach operativer Durchtrennung der teilgeschädigten 4. Cervicalwurzel (Beobachtung 9)
d) Übersichtsaufnahme. Hochstand (handbreit) der ganzen gelähmten rechten Zwerchfellseite
e) Sagittales Atmungskymogramm. Verkleinerte, pseudoparadoxe Bewegungen am hochstehenden rechten Hemidiaphragma
f) Sagittales Schnupfkymogramm. Eindeutige Bewegungsparadoxie an der ganzen rechten Zwerchfellhälfte

(Beobachtung 1 und 2). Zweimal waren die Wurzeln C_4-C_8 (Beobachtung 3 und 4) und fünfmal von C_4-Th_1 (Beobachtung 5, 6, 7, 8 und 9) ausgerissen. Da die Untersuchungsergebnisse bei diesen Patienten im wesentlichen übereinstimmten, wird auf eine Wiedergabe der Röntgenbilder verzichtet.

2. Dissoziierte Zwerchfellähmungen

Im Gegensatz zu den 10 Beobachtungen mit totalen Zwerchfell-paralysen ließ sich bei 6 Patienten eine dissoziierte Zwerchfell-lähmung nachweisen. Zweimal betraf diese den hinteren Abschnitt des Hemidiaphragma.

Bei dem einen Patienten (Beobachtung 10) lagen operativ bestätigte Wurzelausrisse C_4-Th_1 vor.

Der Röntgenbefund ist in Abb. 96 wiedergegeben. Auf der sagittalen Aufnahme stehen beide Zwerchfellhälften gleich hoch und sind glatt begrenzt (Abb. 96a). Bei der Lungendurchleuchtung

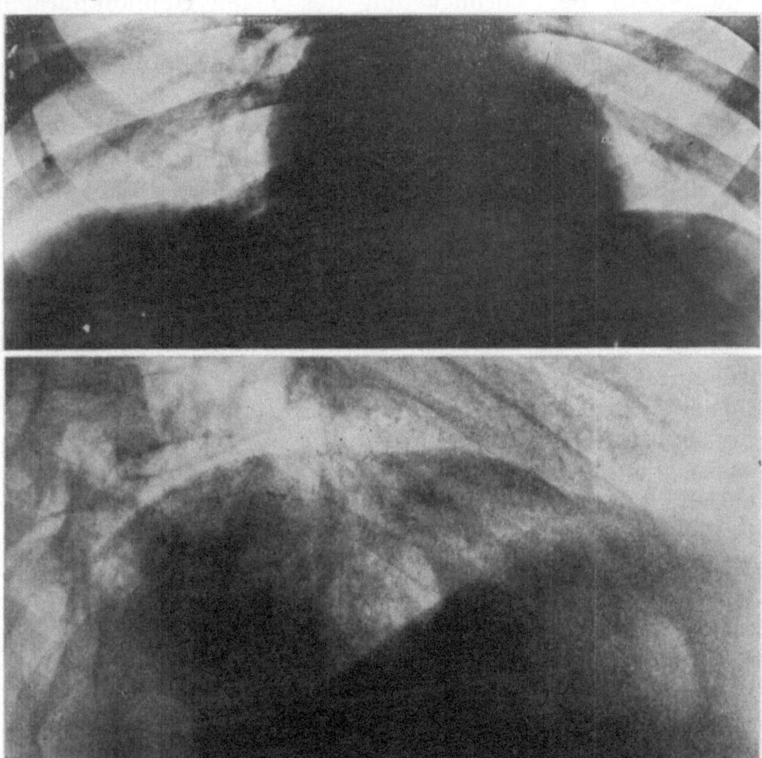

Abb. 96a, b. Dissoziierte Zwerchfellähmung links bei Wurzelausriß C_4-Th_1
(Beobachtung 10)
a) Im sagittalen Bild kein Niveauunterschied der Zwerchfellkonturen
b) Im Seitenbild Hochstand des lumbalen Zwerchfellbezirks links

schleppte die linke Seite lediglich etwas nach und zeigte im Schnupfversuch eine angedeutete inspiratorische Aufwärtsbewegung. Im seitlichen Bild ist das linke Hemidiaphragma jedoch in seinem mittleren und hinteren Anteil etwa 4 Querfinger höher gestellt als das rechte (Abb. 96b). Die Kontur der gesunden Seite läßt sich im hochstehenden linken Zwerchfellschatten gut abgrenzen. Bei seitlicher und schräger Durchleuchtung des Patienten waren im gelähmten Bezirk abgeschwächte Atemexkursionen und paradoxe Schnupfbewegungen feststellbar.

Im sagittalen Atmungskymogramm sind links verkleinerte, nicht phasenversetzte Bewegungen zu erkennen (Abb. 96c). Das Schnupfkymogramm deckt die Funktionsstörung des Zwerchfells auf. Im sagittalen Strahlengang stellen sich links neben verkleinerten, nicht phasenversetzten Bewegungen besonders lateral kleine paradoxe Zacken dar (Abb. 96d). Im seitlichen Strahlengang sieht man im Bereich der Vorbuckelung des linken Hemidiaphragma Doppelzacken mit initialer Paradoxie (Abb. 96e).

Es ist eine Ermessensfrage, ob man bei diesem Befund von einer dissoziierten Paralyse oder Parese spricht. Die Doppelzackenbildung kann als Zeichen einer inkompletten Lähmung gedeutet werden. Im Zusammenhang mit der deutlichen Hochstellung des gelähmten Zwerchfellabschnitts ist es jedoch wahrscheinlicher, daß es sich um eine echte partielle Paralyse handelt, wobei der funktionstüchtige ventrale Zwerchfellanteil die Ausbildung vollständiger paradoxer Bewegungen verhinderte. Die Teillähmung des linken Hemidiaphragma spricht in diesem Fall für einen mehrwurzeligen Bezug des Nervus phrenicus und für eine gefelderte Innervation des Diaphragma.

Aufschluß über die genaue radikuläre Versorgung des hinteren Zwerchfellabschnitts bei mehrwurzeligem Bezug des Nervus phrenicus gibt Beobachtung 20. Der Patient wurde wegen einer epiduralen Tumormetastase im oberen Bereich der Halswirbelsäule operiert. Bei der vorher durchgeführten Lungendurchleuchtung zeigte sich im sagittalen und seitlichen Strahlengang ein normaler Bewegungsablauf an beiden Hemidiaphragmen. Die 4. Cervicalwurzel links mußte bei der Operation durchtrennt werden. Danach bestand linksseitig eine isolierte Lähmung des lumbalen Zwerchfellanteils, deren Ausmaß und Funktionsstörung etwa mit dem zuletzt beschriebenen Befund übereinstimmten.

Auf dem postoperativ aufgenommenen Lungenübersichtsbild stehen die beiden glatt begrenzten Zwerchfellbögen gleich hoch (Abb. 97a). Der deutliche Hochstand des gelähmten hinteren Zwerchfellabschnitts läßt sich auf der seitlichen Aufnahme wieder

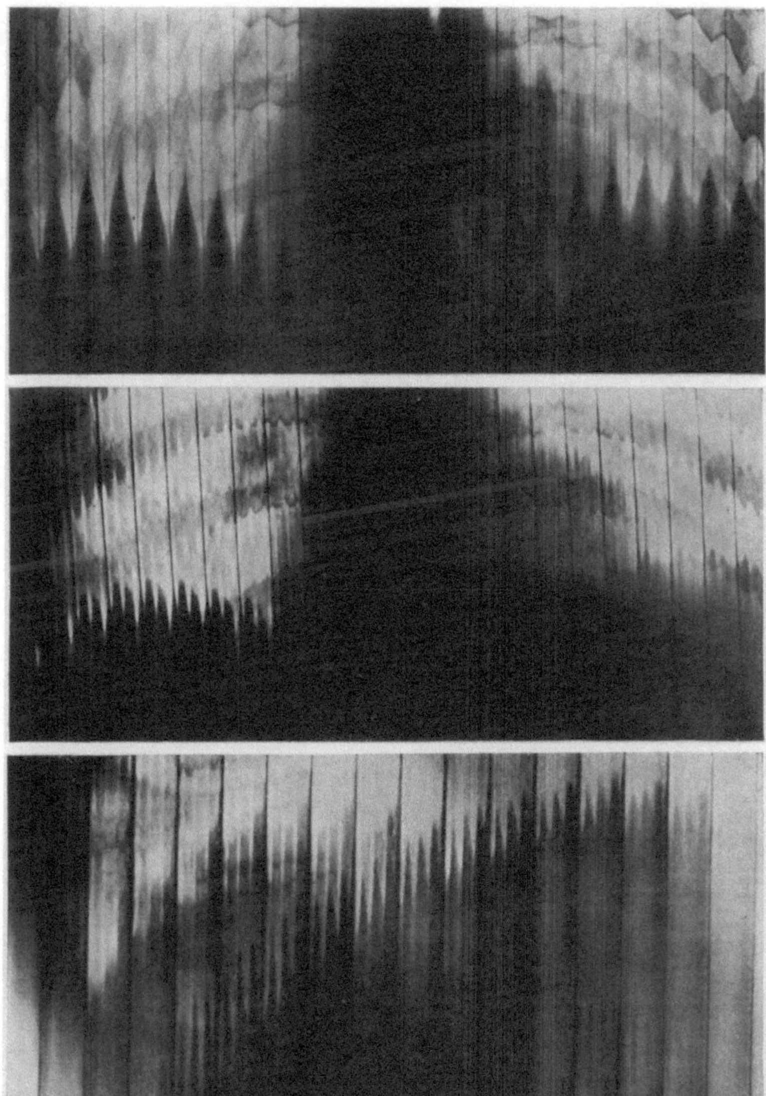

Abb. 96 c—e. Dissoziierte Zwerchfellähmung links im lumbalen Abschnitt (Beobachtung 10)
c) Sagittales Atmungskymogramm. Verkleinerte, nicht phasenversetzte Bewegungen links
d) Sagittales Schnupfkymogramm. Verkleinerte Normalbewegungen links, die von kleinen paradoxen Zacken überlagert sind. Mittelfellwanderung nach rechts
e) Seitliches Schnupfkymogramm. Doppelzackenbildung mit initialer Paradoxie an der hochstehenden mittleren und hinteren Zwerchfellkontur links

gut erkennen (Abb. 97b). Die verringerten Atemexkursionen und die Bewegungsparadoxie im hochstehenden lumbalen Zwerchfellanteil beim Schnupfversuch bewiesen bei der Lungendurchleuchtung die partielle Lähmung.

Bei isolierter Durchtrennung der 4. Halswurzel konnte demnach derselbe Lähmungsbefund im hinteren Zwerchfellanteil festgestellt

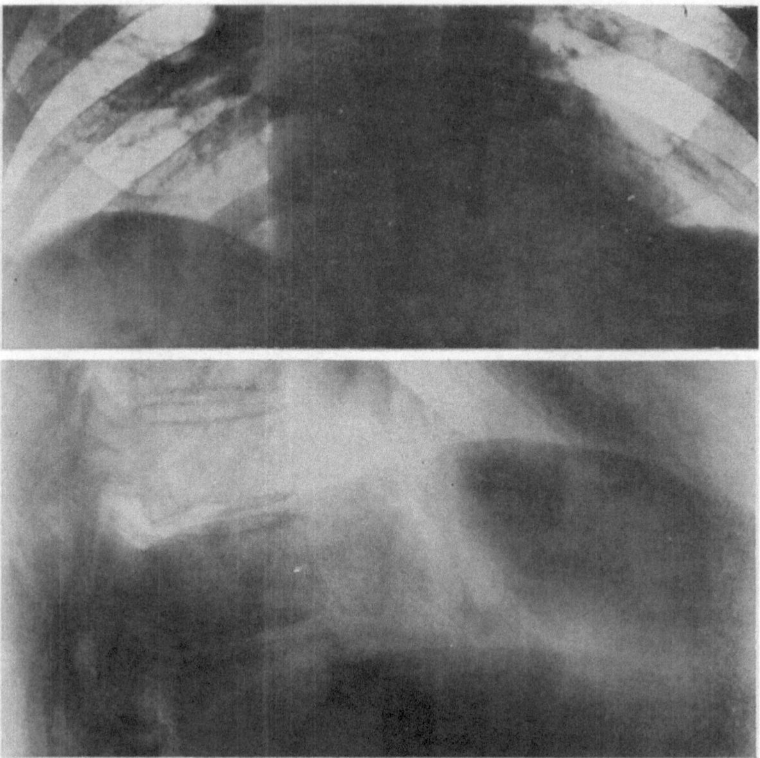

Abb. 97a, b. Dissoziierte Zwerchfellähmung links. Im sagittalen Bild zeigen beide Zwerchfellhälften keinen Niveauunterschied. Im Seitenbild Hochstand des lumbalen Zwerchfellbezirks links (Beobachtung 20)

werden wie bei dem Patienten mit Wurzelausrissen von C_4-Th_1. In beiden Fällen war die Funktion der vorderen Muskelbündel intakt. Das läßt annehmen, daß bei mehrwurzeliger Innervation des Diaphragma der lumbale Zwerchfellabschnitt von der 4. Cervicalwurzel aus versorgt wird und die Innervation des funktionstüchtigen ventralen Zwerchfellbezirks von höher gelegenen Halssegmenten aus erfolgt.

Eine solche Mitbeteiligung höher gelegener Cervicalwurzeln an der nervösen Versorgung des Diaphragma zeigte sich bei 4 Patienten.

Bei Beobachtung 17 waren beiderseitige Rhizotomien von $C_1 - C_3$ durchgeführt worden (Abb. 98).

Direkt nach der Operation stellte sich eine schwere Beeinträchtigung der Atemfunktion ein, die zu einer lebensbedrohlichen Asphyxie mit Cyanose führte. Die Atmung war fast rein costal (Abb. 86). Nach mehrtägiger Beatmung im Sauerstoffzelt besserte sich der Zustand des Patienten allmählich.

Vor der Operation hatten die Röntgenuntersuchung und Durchleuchtung eine normale Funktion beider Hemidiaphragmen ergeben (Abb. 99a). Der Bewegungsablauf im Atmungskymogramm war regelrecht. Im sagittalen und seitlichen Schnupfkymogramm fand sich kein Anhalt für eine Bewegungsstörung (Abb. 99b und c).

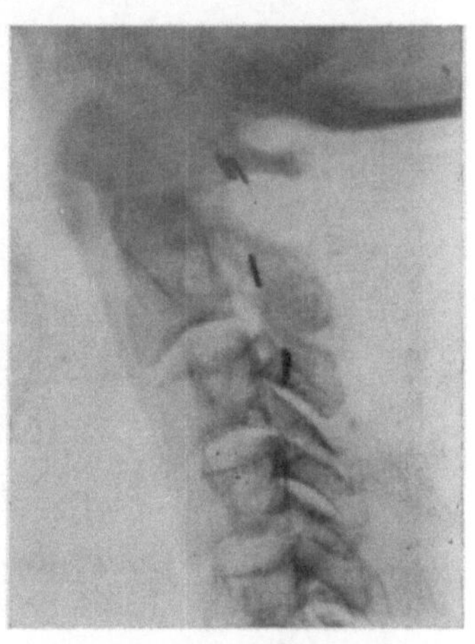

Abb. 98. Röntgenaufnahme der HWS nach Rhizotomie $C_1 - C_3$ beiderseits. Man erkennt die auf den Wurzelstümpfen sitzenden Silberclips

Postoperativ ließ sich bei der Röntgenkontrolle eine Lähmung der vorderen Zwerchfellhälfte beiderseits mit Hochstand und Basisatelektasen feststellen (Abb. 99d). Bei der Durchleuchtung waren die Atemexkursionen verringert. Beim Schnupfversuch bestand eine deutliche Bewegungsparadoxie. Im seitlichen Strahlengang waren nur im lumbalen Zwerchfellabschnitt normale Schnupfbewegungen nachweisbar. Im vorderen und mittleren Bereich bewegte sich das Zwerchfell paradox. Das sagittale Schnupfkymogramm (Abb. 99e) zeigte beiderseits paradoxe Bewegungen, die medial am deutlichsten ausgeprägt sind. Im seitlichen Bild (Abb. 99f) fand sich eine Bewegungsparadoxie an der ganzen vorderen Hälfte der Zwerchfellkontur.

Im Gegensatz zu dieser ausgedehnten Zwerchfellähmung im vorderen und mittleren Bereich, die sich etwa über zwei Drittel des gesamten Zwerchfells erstreckte, beschränkte sich die Innervationsstörung bei einem anderen beiderseits von $C_1 - C_3$ rhizotomierten Patienten (Beobachtung 16) nur auf den anteromedialen Anteil des Diaphragma. Auch hier hatte eine genaue Röntgenfunktionsprüfung vor der Operation keine Störungen der Zwerchfellmotilität ergeben. Das Ausmaß der postoperativ feststellbaren Bewegungsstörung war

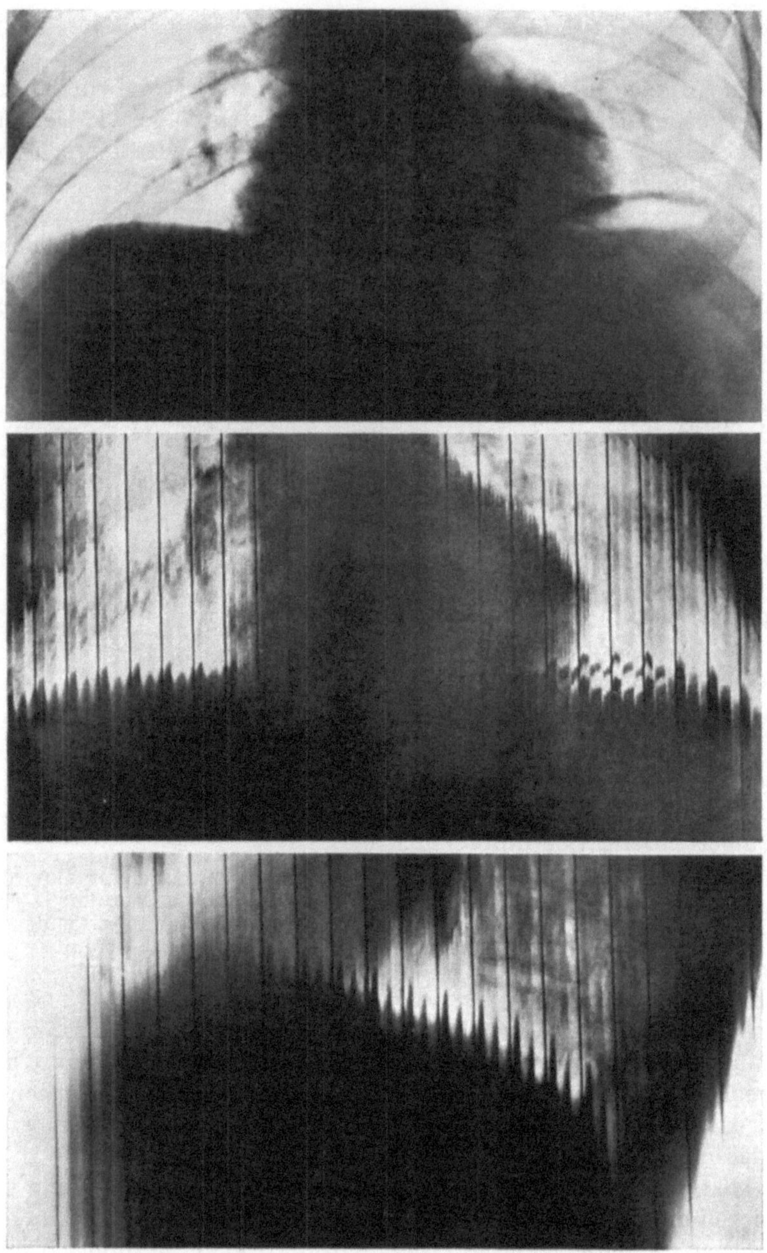

Abb. 99a—c. Rhizotomie C_1—C_3 beiderseits. Präoperative Kontrollaufnahmen (Beobachtung 17)
a) Übersichtsaufnahme. Normaler Zwerchfellstand beiderseits
b) Sagittales Schnupfkymogramm. Normaler Bewegungsablauf an beiden Hemidiaphragmen
c) Seitliches Schnupfkymogramm. Normaler Bewegungsablauf am Diaphragma. Kein Anhalt für Parese oder Paralyse

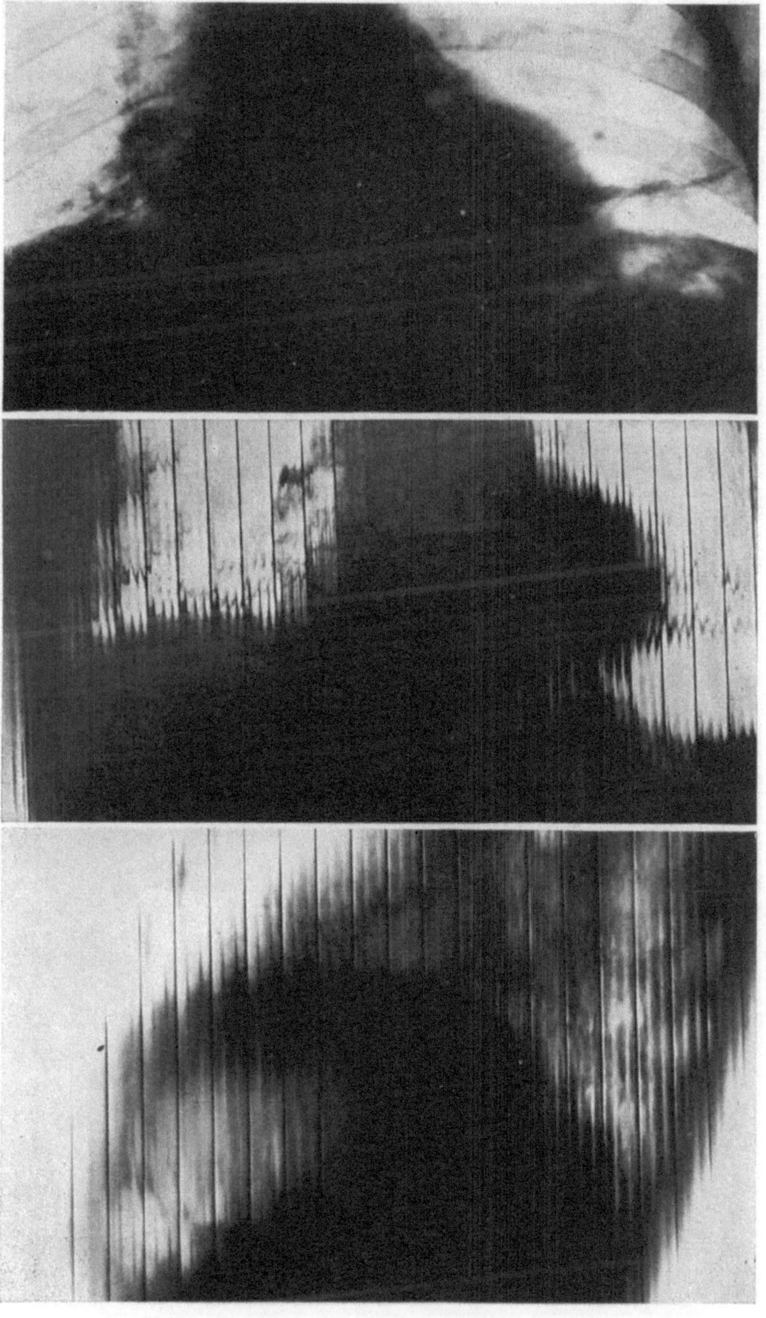

Abb. 100 a—c. Rhizotomie $C_1—C_3$ links und $C_1—C_2$ rechts. Präoperativer Befund (Beobachtung 12)
a) Übersichtsaufnahme. Leichter Zwerchfelltiefstand beiderseits. Geringe Buckelung am linken Hemidiaphragma
b) Sagittales Schnupfkymogramm. Normaler Bewegungsablauf an beiden Hemidiaphragmen
c) Seitliches Schnupfkymogramm. Normale Bewegungen an der ganzen Zwerchfellkontur. Kein Anhalt für eine Zwerchfellfunktionsstörung

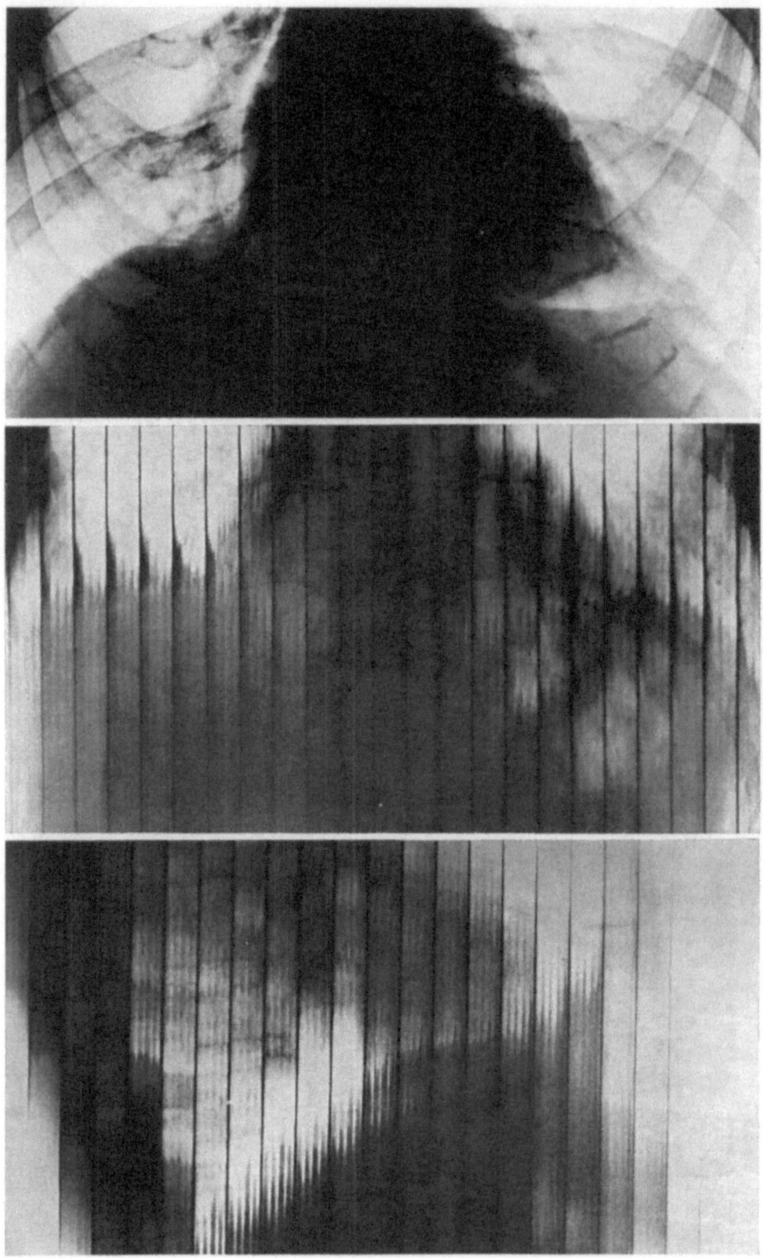

Abb. 99 d—f. Dissoziierte Lähmung im vorderen Zwerchfellabschnitt beiderseits nach Rhizotomie C_1-C_3 (Beobachtung 17)
d) Übersichtsaufnahme. Hochstand beider Hemidiaphragmen mit Basisatelektasen
e) Sagittales Schnupfkymogramm. Paradoxe Bewegungen beiderseits, die
medial am deutlichsten ausgeprägt sind
f) Seitliches Schnupfkymogramm. Bewegungsparadoxie an der vorderen
Hälfte der Zwerchfellkontur

wesentlich geringer als im vorhergehenden Fall. Bei der Durchleuchtung und im Röntgenkinobild ließ sich im Schnupfversuch eine eindeutige Paradoxie mit inspiratorischer Aufwärtsbewegung der vorderen, herznahen Zwerchfellbereiche beiderseits erkennen. Der Funktionsausfall war jedoch so gering, daß er sich im Atmungs- und Schnupfkymogramm nicht sicher objektivieren ließ. Eine Buckelung des Zwerchfells in den gelähmten Bezirken bestand nicht.

Zur Vermeidung der nach beiderseitigen Rhizotomien $C_1—C_3$ möglichen doppelseitigen Zwerchfellähmungen und der dadurch bedingten schweren Atemfunktionsstörungen wurden bei anderen Patienten mit Torticollis spasticus nur einseitig die 1. bis 3. Halswurzel und auf der contralateralen Seite lediglich die 1. und 2. Wurzel durchtrennt.

Bei einem so Operierten ließ sich eine Lähmung im vorderen Zwerchfellanteil auf der Seite feststellen, auf der die 3. Cervicalwurzel durchschnitten war (Beobachtung 12). Vor der Operation hatte die Zwerchfelluntersuchung — abgesehen von einem leichten Tiefstand und einer geringen Zwerchfellbuckelung links — keine Besonderheiten ergeben (Abb. 100a). Im sagittalen und seitlichen Schnupfkymogramm fanden sich normale Bewegungen (Abb. 100b und c). Anhaltspunkte für eine Paralyse oder Parese des Diaphragma zeigten sich nicht.

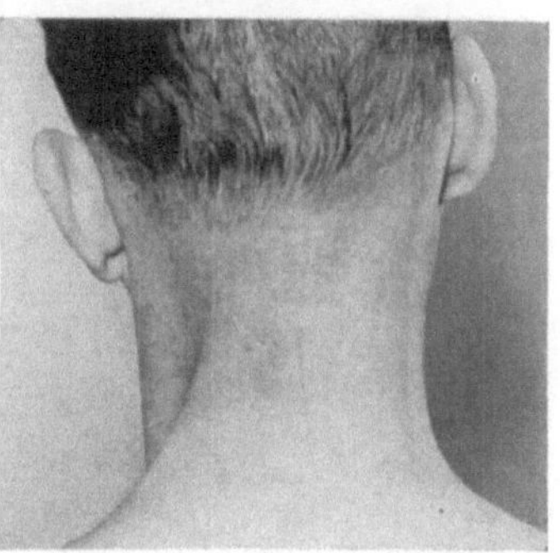

Abb. 101. Nackenmuskelatrophie links nach Rhizotomie $C_1—C_3$ links und $C_1—C_2$ rechts (Beobachtung 12)

Nach Rhizotomie von $C_1—C_3$ links und $C_1—C_2$ rechts kam es zu einer hochgradigen linksseitigen Nackenmuskelatrophie (Abb. 101), die von GRZAN (1953) bei Affektionen der unteren Cervicalwurzeln durch Osteochondrose der Halswirbelsäule beschrieben wurde. Wir sahen sie nur bei Durchtrennungen der oberen 3 Halswurzeln. Bei tiefer liegenden Wurzelschädigungen fanden wir sie nicht.

Postoperativ bestand am Zwerchfell eine partielle Lähmung im ventralen Bereich links. Auf der sagittalen Zielaufnahme (Abb. 102a) stand das linke Hemidiaphragma zwei Querfinger höher als das rechte. Im linken Unterfeld deutete eine horizontal verlaufende, streifige Verschattung auf eine Atelektasenbildung hin. Auf dem seitlichen Bild ließ sich der Hochstand des ganzen vorderen Zwerchfellanteils gut erkennen (Abb. 102b). Beim Schnupfversuch war im vorderen Bereich der linken Zwerchfellhälfte eine eindeutige Bewe-

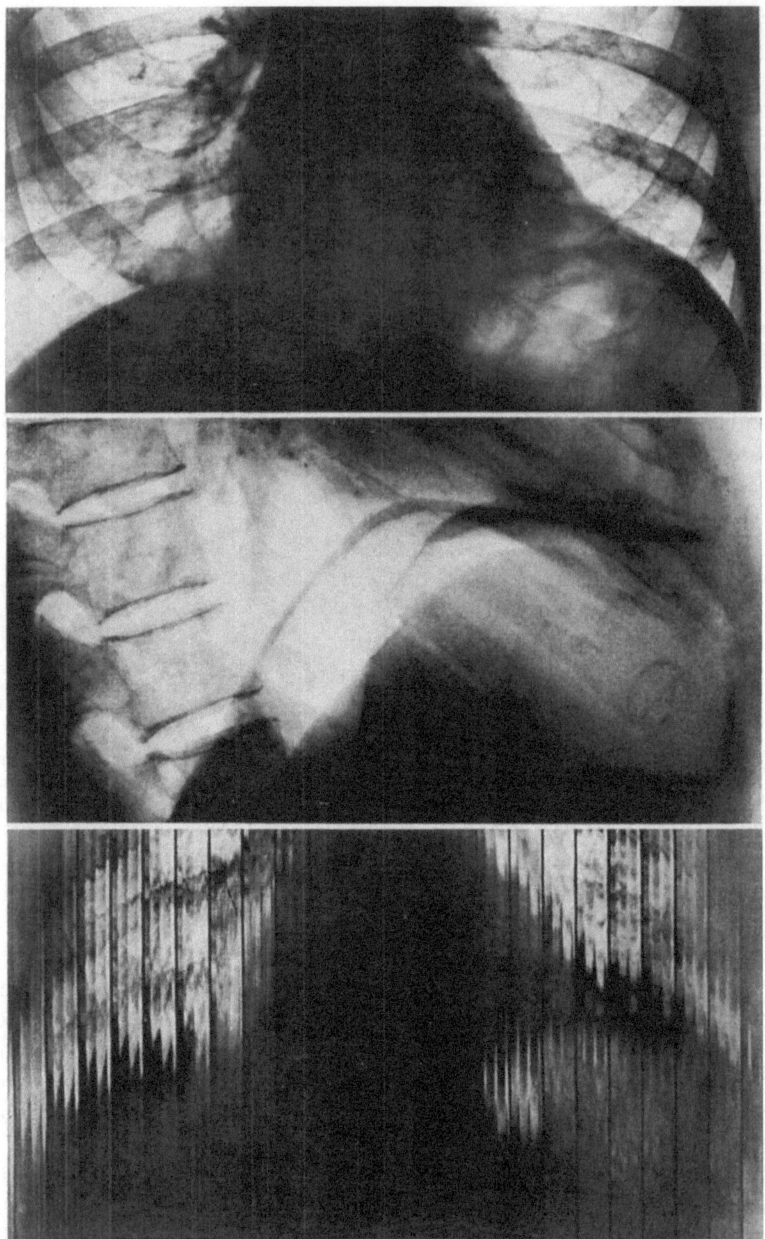

Abb. 102 a—c. Dissoziierte Lähmung im vorderen Zwerchfellabschnitt links nach Rhizotomie C_1—C_3 links und C_1—C_2 rechts (Beobachtung 12)
a) Sagittale Übersichtsaufnahme. Hochstand des linken Hemidiaphragma (zwei Querfinger). Basisatelektase links
b) Seitliche Zielaufnahme. Hochstand des ganzen vorderen Zwerchfellanteils links. Rechtes Hemidiaphragma o. B.
c) Sagittales Schnupfkymogramm. Paradoxe Bewegungen im antero-medialen Anteil des linken Hemidiaphragma

gungsparadoxie nachweisbar. Der lumbale Zwerchfellabschnitt bewegte sich regelrecht. Im sagittalen Schnupfkymogramm stellten sich im antero-medialen Teil links paradoxe Zacken dar (Abb. 102c). Auch das seitliche Schnupfkymogramm zeigte paradoxe Bewegungen an der ganzen vorderen Hälfte des hochstehenden Hemidiaphragma. Rechtsseitig konnten als Folge der Durchschneidung der 1. und 2. Cervicalwurzel am Zwerchfell keine Funktionsstörungen festgestellt werden.

Einer besonderen Besprechung bedarf Beobachtung 18. Bei diesem Patienten hatten wir beiderseitige Rhizotomien C_1—C_3 durchgeführt. Vor der Operation war die Zwerchfellfunktion intakt. Postoperativ konnte nur rechts eine umschriebene Lähmung im antero-medialen Anteil des Hemidiaphragma festgestellt werden. Die Funktion der linken Zwerchfellhälfte war nicht gestört. Ein Irrtum in der Höhenlokalisation der durchtrennten Wurzeln scheidet sicher aus. Wurzelanastomosen lagen nicht vor.

Die Kontur des rechten Hemidiaphragma stand auf der sagittalen Übersichtsaufnahme etwa 2 cm höher als links. Beim Schnupfversuch konnte bei wiederholten Durchleuchtungen eine sichere inspiratorische Aufwärtsbewegung nur im herznahen, rechten Zwerchfellabschnitt nachgewiesen werden. Im sagittalen und seitlichen Schnupfkymogramm ließ sich jedoch dieser geringe Funktionsausfall, der im Ausmaß ungefähr dem Lähmungsbezirk bei Beobachtung 16 entsprach, ebenfalls nicht objektivieren. Die eindeutige Bewegungsparadoxie im Schnupfversuch beweist eine umschriebene Lähmung im ventralen Teil des rechten Hemidiaphragma.

Das muß dafür sprechen, daß die Wurzelbezüge peripherer Nerven und die Wurzelversorgungsareale bei gefelderter Innervation bei demselben Individuum auf beiden Körperseiten verschieden sein können. Diese Feststellung bestätigt für den Menschen die bereits von SHERRINGTON (1898) beim Affen auf Grund von elektrischen Reizversuchen und von vorderen Wurzeldurchschneidungen gefundene Variation, daß die Ausbildung eines prä- oder postfixierten Nervenplexus asymmetrisch, d. h. nur unilateral, auftreten kann. Gestützt wird diese Annahme außerdem durch die Beobachtung von DE LORENZI (1932), daß in der Cervicalregion beim Menschen eine asymmetrische Verteilung der Ganglienzellen beider Seiten eines Metamers besteht, die jeweils im folgenden Segment ausgeglichen wird. Die gleichen Verhältnisse in der Thoracalgegend sahen DULBECCO und MARGI (1933).

Umschriebene Zwerchfellähmungen im vorderen Abschnitt fanden sich — wie die Beobachtungen 12 links und 16 bis 18 zeigen — nur bei Patienten, deren 3. Cervicalwurzel durchschnitten und deren 4. Cervicalwurzel erhalten war. Nach isolierten Rhizotomien der 1. und 2. Halswurzel (Beobachtung 11 und 12 rechts) zeigten sich keine Funktionsstörungen am Diaphragma. Bei den 4 mitgeteilten Fällen war die Größe des gelähmten Bezirks verschieden. Zweimal war der herznahe Abschnitt geschädigt (Beobachtung 16, 18 rechts). Einmal erstreckte sich die Lähmung über die vordere Hälfte des Hemidiaphragma (Beobachtung 12 links). Im vierten Fall waren etwa zwei Drittel des Diaphragma funktionsuntüchtig (Beobachtung 17). Bei 4 Patienten mit Durchtrennung der 3. Halswurzel ließen sich keine Lähmungserscheinungen am Zwerchfell feststellen (Beobachtung 13 bis 15, 18 links).

Demnach kann angenommen werden, daß bei Beteiligung der 3. Cervicalwurzel an der Zwerchfellinnervation eine pluriradikuläre Innervierung des Diaphragma vorliegt. Dabei wird vom 3. Cervicalsegment der ventrale Zwerchfellabschnitt versorgt. Die unterschiedliche Größe der Lähmungsbezirke beweist, daß eine feste Segmentzugehörigkeit bestimmter Muskelbündel nicht besteht.

3. Normale Zwerchfellbefunde bei Läsionen der unteren Cervicalwurzeln

Bei 26 Patienten mit Läsionen der 5. und der caudalwärts gelegenen Cervicalwurzeln (Beobachtung 21 bis 46) ergab sich bei der Durchleuchtung und im Respirations- bzw. Schnupfkymogramm kein Anhalt für eine Paralyse oder Parese des Zwerchfells. Diese Feststellung steht im Gegensatz zu den im vorhergehenden angeführten anatomischen Untersuchungen, die bei mehrwurzeligen Phrenici eine häufige Mitbeteiligung der 5. und teilweise auch der tiefer liegenden Halswurzeln an der Zwerchfellinnervation ergeben hatten.

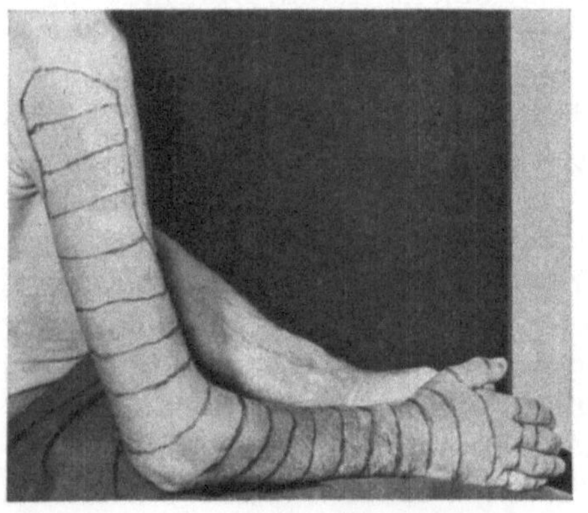

Abb. 103. Sensibilitätsausfall bei Wurzelausriß $C_5 - Th_1$ (Beobachtung 42)

Als Beispiel wird ein Patient mit einer totalen Schulter-Armlähmung nach Wurzelausrissen von $C_5 - Th_1$ rechts angeführt (Beobachtung 42). Der Sensibilitätsausfall erstreckte sich nur auf den Arm (Abb. 103).

Die Lungenübersichtsaufnahme zeigte einen normalen Zwerchfellstand beiderseits. Bei der Durchleuchtung und im Schnupf-

Tabelle 5. *Zwerchfellbefunde bei Ausrissen der caudalwärts von C_5 gelegenen Halswurzeln*

Name	Diagnose	1. Myelogrammbefund 2. Operationsbefund	Zwerchfellbefund
23. W. G. (17)	Wurzelausriß C_5-C_6 li.	1.　　　o. B. 2.　　　∅	2. 12. 1958: o. B.
24. G. D. (18)	Wurzelausriß C_5-C_6 li.	1.　　　o. B. 2.　　　∅	3. 5. 1959: o. B.
25. J. F. (19)	Wurzelausriß C_5-C_6 re.	1.　　　o. B. 1.　　　∅	17. 6. 1959: o. B.
26. H. S. (20)	Wurzelausriß C_5-C_6 li.	1.　　　o. B. 2.　　　∅	20. 11. 1959: o. B.
27. U. A. (21)	Wurzelausriß C_5-C_6 re.	1. Wurzeltaschen 　　C_5+C_6 2.　　　∅	10. 5. 1960: o. B.
28. G. B. (22)	Wurzelausriß C_5-C_6 li.	1.　　　∅ 2.　　　∅	15. 9. 1960: o. B.
29. E. D. (24)	Wurzelausriß C_5-C_7 re.	1.　　　o. B. 2.　　　∅	15. 1. 1959: o. B.
30. K. M. (25)	Wurzelausriß C_5-C_7 li.	1.　　　o. B. 2.　　　∅	6. 7. 1959: o. B.
31. H. B. (28)	Wurzelausriß C_5-C_7 li.	1.　　　o. B. 2. 2. 10. 1947 periphere Plexusrevision: o. B.	3. 10. 1958: o. B.
32. A. S. (31)	Wurzelausriß C_5-C_7 li.	1. Passagestop bei $C_{5/6}$ 2. 21. 3. 1956 Laminektomie: 　Ausriß C_5-C_7 li.	30. 9. 1958: li. o. B. re. komplette Zwerchfellparalyse
33. A. S. (33)	Wurzelausriß C_5-C_7 li.	1.　　　∅ 2.　　　∅	13. 10. 1960: o. B.
34. B. R. (37)	Wurzelausriß C_5-C_8 re.	1.　　　o. B. 2.　　　∅	24. 10. 1958: o. B.
35. H. Z. (40)	Wurzelausriß C_5-C_8 li.	1.　　　o. B. 2.　　　∅	24. 11. 1958: o. B.
36. H. L. (41)	Wurzelausriß C_5-C_8 li.	1.　　　∅ 2. 19. 6. 1947 periphere Plexusrevision: o. B.	16. 10. 1958: o. B.

(Fortsetzung der Tabelle 5)

Name	Diagnose	1. Myelogrammbefund 2. Operationsbefund	Zwerchfellbefund
37. H. R. (49)	Wurzelausriß C_5-Th_1 re.	1. Wurzeltasche C_8 2. 22. 3. 1955 periphere Plexusrevision o. B.	18. 12. 1958: o. B.
38. R. P. (50)	Wurzelausriß C_5-Th_8 li.	1. Wurzeltasche C_5 2. $\varnothing$	27. 9. 1958: o. B.
39. W. M. (51)	Wurzelausriß C_5-Th_1 re.	1. o. B. 2. 19. 9. 1957 Laminektomie Ausriß C_5-Th_1 re.	16. 12. 1958: o. B.
40. D. D. (52)	Wurzelausriß C_5-Th_1 li.	1. Wurzeltaschen C_8+Th_1 2. $\varnothing$	11. 9. 1959: o. B.
41. F. M. (53)	Wurzelausriß C_5-Th_1 li.	1. Wurzeltaschen C_8+Th_1 2. $\varnothing$	5. 4. 1960: o. B.
42. J. M. (54)	Wurzelausriß C_5-Th_1 re.	1. Wurzeltaschen $C_5+C_6+C_7+C_8$ 2. $\varnothing$	4. 7. 1958: o. B.
43. F. M. (55)	Wurzelausriß C_5-Th_1 li.	1. Wurzeltasche C_8 2. $\varnothing$	29. 10. 1959: o. B.
44. M. W. (56)	Wurzelausriß C_5-Th_1 re.	1. Wurzeltasche Th_1 2. $\varnothing$	11. 12. 1959: o. B.
45. T. R. (57)	Wurzelausriß C_5-Th_1 li.	1. $\varnothing$ 2. $\varnothing$	22. 7. 1960: o. B.
46. H. S. (58)	Wurzelausriß C_5-Th_1 re.	1. $\varnothing$ 2. $\varnothing$	22. 9. 1960: o. B.

versuch bewegten sich beide Zwerchfellhälften regelrecht. Auch das Atmungs- sowie sagittale und seitliche Schnupfkymogramm (Abb. 104a bis c) ließen keine Anzeichen für eine Störung der Zwerchfellmotorik erkennen.

Aus der Gruppe dieser Patienten muß Beobachtung 32 mit Wurzelausrissen C_5-C_7 links gesondert besprochen werden. Bei operativer Kontrolle durch Laminektomie waren an den rechten Halswurzeln keine Verletzungsfolgen nachweisbar. Röntgenologisch wurde eine totale Paralyse des rechten Hemidiaphragma festgestellt. Der Patient hatte kurze Zeit vor der Röntgenuntersuchung eine schwere Kontusion des Thorax erlitten. Es fand sich noch eine frische Fraktur der 2. Rippe links mit Dislokation der Fraktur-

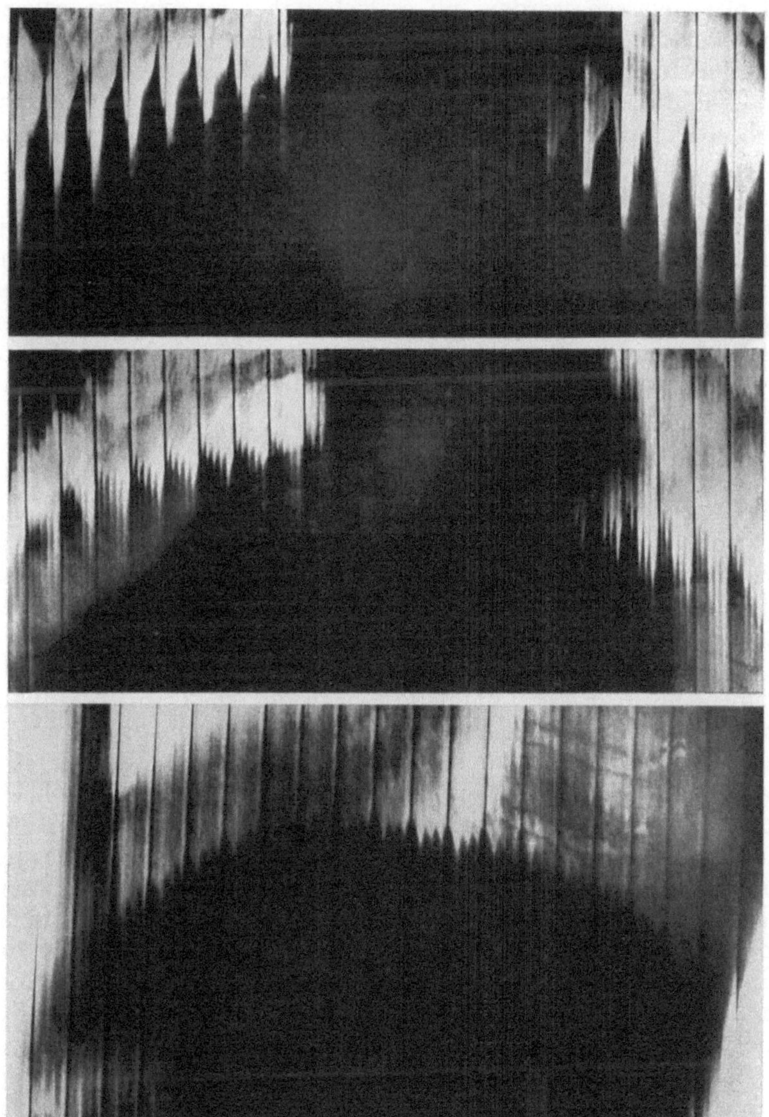

Abb. 104 a—c. Wurzelausriß C_5—Th_1 rechts. Normaler Zwerchfellbefund
(Beobachtung 42)
a) Sagittales Atmungskymogramm. Normaler Bewegungsablauf am Zwerchfell beiderseits
b) Sagittales Schnupfkymogramm. Normale Bewegungen beiderseits
c) Seitliches Schnupfkymogramm. Normale Bewegungen am Diaphragma

enden. Ein ursächlicher Zusammenhang zwischen der rechtsseitigen Zwerchfellparalyse und dem zweiten Unfall ist anzunehmen. Es muß offengelassen werden, ob es sich dabei um eine neurogene Lähmung infolge peripherer Phrenicusläsion oder um eine muskuläre Lähmung durch eine traumatische Pleuritis handelt. Unabhängig davon bleibt die Feststellung, daß das linke Hemidiaphragma funktionell intakt war, also die Läsion der 5. bis 7. Cervicalwurzel links nicht zu einer röntgenologisch faßbaren Innervationsstörung des Zwerchfells geführt hatte.

Das Fehlen einer Zwerchfellähmung bei 26 Patienten mit Wurzelläsionen von C_5 an abwärts spricht entweder für eine seltene Mitbeteiligung dieser Wurzeln an der nervösen Versorgung des Diaphragma, oder es sind die aus diesen Wurzeln stammenden Faserbezüge für die Zwerchfellfunktion von untergeordneter Bedeutung, so daß ihre Schädigung keinen bleibenden Funktionsausfall hinterläßt.

Diskussion

Bei 34 Patienten mit cervicalen Wurzelausrissen und bei 12 Patienten mit Rhizotomien im oberen Cervicalgebiet fand sich sechzehnmal eine Zwerchfellähmung. Bei den Wurzelausrissen lag immer eine Läsion der 4. Cervicalwurzel vor, die sich neurologisch durch die Analgesie im 4. Cervicaldermatom nachweisen ließ. Neunmal bestand dabei eine totale hemidiaphragmale Paralyse (Beobachtung 1 bis 9). Einmal handelte es sich um eine dissoziierte Lähmung im hinteren Zwerchfellbereich (Beobachtung 10). Nach isolierter Durchtrennung der 4. Cervicalwurzel trat ebenfalls eine Paralyse im lumbalen Anteil des Hemidiaphragma auf (Beobachtung 20). Die Rhizotomie der 1. bis 3. Halswurzel hatte viermal eine Lähmung im vorderen Zwerchfellabschnitt zur Folge (Beobachtung 12 links, 16 bis 18 rechts). In 4 Fällen ließ sich nach Durchschneidung dieser Wurzeln keine Schädigung am Diaphragma feststellen (Beobachtung 13 bis 15, 18 links). Auch die Durchtrennung der 1. und 2. Cervicalwurzel hinterließ zweimal keine Störung der Zwerchfellmotilität (Beobachtung 11 und 12 rechts). Nach Rhizotomie C_2—C_4 stellte sich eine totale hemidiaphragmale Paralyse ein (Beobachtung 19). Bei 26 Patienten mit Läsionen der 5. und der tiefer gelegenen Halswurzeln konnte röntgenologisch in keinem Fall eine Funktionsstörung am Diaphragma nachgewiesen werden (Beobachtung 21 bis 46). Nur zweimal war bei diesen 26 Patienten die 5. Cervicalwurzel nicht geschädigt (Beobachtung 22, 36).

Aus diesen Beobachtungen ergibt sich folgendes: Alle 10 Patienten mit röntgenologisch nachweisbarer totaler Paralyse einer Zwerchfellhälfte hatten eine C_4-Schädigung. Das stimmt mit den Angaben in der Literatur überein, wonach nur in seltenen Ausnahmefällen beim Menschen der Nervus phrenicus keine Fasern aus dem 4. Halssegment bezieht. Nur bei einem dieser Patienten ließ sich mit Sicherheit die totale Zwerchfellähmung auf eine isolierte Schädigung der 4. Cervicalwurzel zurückführen (Beobachtung 9). Bei Beobachtung 1 bis 8 muß offengelassen werden, ob die Paralyse durch den Ausfall der 4. Cervicalwurzel allein oder durch zusätzlichen Ausfall der caudalwärts gelegenen Wurzeln bedingt ist. Bei dem Patienten mit Rhizotomien C_2-C_4 (Beobachtung 19) ist nicht zu entscheiden, ob die cranialwärts gelegenen Wurzeln das Zwerchfell mitinnervierten.

Für die Beurteilung dieser Fragen sind die Beobachtungen 21 und 22 sowie die 24 in Tab. 6 zusammengefaßten Patienten wichtig, bei denen Rhizotomien bzw. Ausrisse der 5. und der tieferen Halswurzeln vorlagen, und die keine Lähmungserscheinungen am Diaphragma zeigten. Die Befunde bei diesen 26 Fällen zeigen, daß das 5. Segment und die folgenden Halssegmente nicht oder nur selten an der Innervation des Diaphragma beteiligt sind — bzw. daß eventuell aus C_5 und tieferen Segmenten stammende Faseranteile für die Zerchfellinnervation von untergeordneter Bedeutung sind. Daraus ergibt sich, daß bei Wurzelausrissen C_4-Th_1 die Zwerchfellähmung Folge der Läsion der 4. Halswurzel ist. Da sich für eine Beteiligung der 3. Cervicalwurzel bei 9 Verletzten neurologisch keine Anhaltspunkte fanden (Beobachtung 1 bis 9), kann angenommen werden, daß in diesen Fällen eine uniradikuläre Zwerchfellinnervation bestand. Dieselbe Annahme ist bei den 4 Patienten mit Rhizotomien von C_1-C_3 (Beobachtung 13 bis 15, 18 links) berechtigt, die röntgenologisch keine Zeichen einer Parese oder Paralyse des Zwerchfells boten.

Bei 6 Untersuchten handelte es sich um eine dissoziierte Lähmung des Diaphragma. Zweimal betraf diese den hinteren Abschnitt (Beobachtung 10, 20). In beiden Fällen lag eine Schädigung der 4. Halswurzel vor. Viermal wurde eine partielle Lähmung im vorderen Anteil des Hemidiaphragma festgestellt (Beobachtung 12 links, 16 bis 18). Bei diesen Patienten waren Rhizotomien von C_1-C_3 vorgenommen worden. Diese Befunde beweisen die mehrwurzelige Zwerchfellinnervation. Die normale Zwerchfellfunktion nach zweimaliger Rhizotomie C_1-C_2 (Beobachtung 11, 12 rechts) erlaubt — wegen der geringen Zahl dieser Beobachtungen allerdings mit Einschränkung — die Feststellung, daß das 2. Cervicalsegment an der Innervation nicht beteiligt ist.

Bei pluriradikulärer Versorgung besitzt das Diaphragma — wie die Beobachtungen mit dissoziierten Lähmungen zeigen —

eine gefelderte Innervierung. Dabei versorgen die Fasern aus dem 3. Cervicalsegment den vorderen und die des 4. Cervicalsegments den hinteren Zwerchfellabschnitt. Die Größe der Versorgungsbezirke dieser Wurzelinnervationsgebiete ist inkonstant. In 2 Fällen fand sich nach Durchschneidung der 3. Halswurzel nur eine Lähmung im anteromedialen Zwerchfellteil (Beobachtung 16, 18 rechts). Der hier innervierte bzw. gelähmte Bezirk war so klein, daß der Funktionsausfall im Kymogramm nicht zu objektivieren war und sich lediglich im Schnupfversuch nachweisen ließ. — Feinere diaphragmale Innervationsstörungen können also kymographisch nicht immer erfaßt werden. — Bei Beobachtung 12 war nach der Rhizotomie von C_3 etwa die vordere Hälfte des linken Hemidiaphragma gelähmt. Bei Beobachtung 17 bestand nach Durchschneidung der 1. bis 3. Cervicalwurzeln beiderseits eine noch weitgehendere Lähmung des Diaphragma, die eine lebensbedrohliche Asphyxie zur Folge hatte. Die Ausdehnung des gelähmten hinteren Zwerchfellabschnittes bei den beiden Patienten mit C_4-Schädigung war ungefähr gleich groß und umfaßte die lumbale Hälfte des Hemidiaphragma (Beobachtung 10, 20).

Abgesehen von der Feststellung, daß bei pluriradikulärer Innervation die 3. Halswurzel den vorderen und die 4. Wurzel den hinteren Zwerchfellabschnitt innervieren, kann eine feste Segmentzugehörigkeit für bestimmte Muskelbezirke nicht angenommen werden. Bekanntlich variieren bei mehrwurzeligen Nerven — als solcher muß von entwicklungsgeschichtlichem Standpunkt aus der Nervus phrenicus betrachtet werden — die Faserbezüge aus den einzelnen Bezugssegmenten. Diese Variabilität der Faseraufteilung besteht auch am Nervus phrenicus und erklärt die unterschiedliche Größe der Wurzelinnervationsgebiete am Zwerchfell bei den verschiedenen Patienten. Die von SPÜHLER (1956) im Handbuch der Inneren Medizin, Bd. IV/4, angeführten Befunde von FELIX, FUCHS und RUSSEL, nach denen „die Fasern aus C_4 die Pars sternalis und costalis der 6. bis 8. Rippen, aus C_5 die Pars costalis der 8. bis 10. Rippen und die Fasern aus C_6, eventuell C_7, die Pars costalis der 8. bis 12. Rippen sowie die Pars vertebralis des Zwerchfells versorgen", sind Erkenntnisse aus tierexperimentellen Untersuchungen und können nicht auf den Menschen übertragen werden. Diese Angaben bedürfen deshalb einer Berichtigung.

Die vorliegenden Befunde zeigen folgende Ergebnisse: Es gibt den „einfachen" oder „uniradikulären" Phrenicus, der seine Fasern nur aus dem 4. Cervicalsegment bezieht, und den „zusammengesetzten" oder „pluriradikulären" Phrenicus, der seine Bezüge aus dem 3. und 4. Cervicalsegment erhält. Eine funktionelle Bedeutung der 5. und tiefer liegenden Halswurzeln für die Zwerchfellinnervation besteht nicht.

Diese Feststellungen stehen im Gegensatz zu den eingangs erwähnten anatomischen Untersuchungen, die bei mehrwurzeligen Phrenici eine häufige Mitbeteiligung der 5. und folgenden Cervicalwurzeln ergeben hatten. Demnach scheint entweder die Häufigkeit des Vorkommens einfacher Phrenici bzw. mehrwurzeliger, die aus C_3 und C_4 ihre Bezüge erhalten, doch größer zu sein, als bisher angenommen wurde — oder es sind bei mehrwurzeligen Phrenici die von den unteren Halswurzeln stammenden Faseranteile funktionell von untergeordneter Bedeutung, so daß sich röntgenologisch Lähmungserscheinungen nicht nachweisen lassen.

Für die Klärung der Pathophysiologie radikulärer Zwerchfellinnervationsstörungen ist das Ergebnis der tierexperimentellen Untersuchungen in mehrfacher Hinsicht von Bedeutung.

1. Berücksichtigt man die anderen topographischen Verhältnisse bei der Katze, deren Phrenicuswurzelgebiet im 5. und 6. Cervicalsegment lokalisiert ist, so geht aus dem Vergleich der klinischen und tierexperimentellen Untersuchungen hervor, daß der Nervus phrenicus den Hauptteil seiner Fasern in der Regel aus *einem* Segment bezieht (C_4 beim Menschen, C_5 bei der Katze), dessen Wurzelschädigung in der Mehrzahl der Fälle zu einer totalen Paralyse des zugehörigen Hemidiaphragma führt.

2. Während eine Reizung bzw. Durchschneidung der 6. Halswurzel bei der Katze noch eine röntgenologisch nachweisbare Beeinflussung der Zwerchfellmotorik zeigte, blieb eine Reizung der cranialwärts von C_5 und caudalwärts von C_6 gelegenen Wurzeln ohne Wirkung auf das Diaphragma. Auch elektromyographisch fand sich nach Durchtrennung dieser Wurzeln keine Änderung der vom Zwerchfell abgeleiteten Aktionsstromkurve. Das bedeutet eine Bestätigung der klinischen Beobachtungen, bei denen eine Funktionsstörung des Diaphragma nach traumatischer Wurzelläsion im unteren Cervicalbereich nicht festzustellen war.

3. Nach den tierexperimentellen Ergebnissen könnte das Fehlen einer Zwerchfellähmung bei allen Patienten mit sicherem C_5-Ausriß aber intakter 4. Cervicalwurzel darin seine Erklärung finden, daß eine umschriebene diaphragmale Schädigung durch den Ausfall der aus C_5 stammenden motorischen Fasern mit der Zeit von dem gesunden Muskelgewebe der Umgebung kompensiert zu werden vermag. Die röntgenologische Prüfung der Zwerchfellfunktion erfolgte bei den 34 Patienten mit Wurzelausrissen in 5 Fällen etwa 8 Wochen nach der Verletzung, in den anderen 29 Fällen erst mehrere Monate bis Jahre nach dem Unfall.

4. Die im Tierexperiment bei isolierten Wurzelreizungen und Wurzeldurchschneidungen erhobenen röntgenkinematographischen Befunde bestätigen die beim Menschen als Folge cervicaler Wurzelläsionen festgestellten dissoziierten Zwerchfellähmungen und die getrennte radikuläre Versorgung des vorderen und hinteren Zwerchfellabschnitts bei mehrwurzeliger Zwerchfellinnervation. Die Übereinstimmung dieser Röntgenbefunde mit den Untersuchungsergebnissen bei den Patienten mit partiellen Lähmungen rechtfertigt die Annahme, daß die elektromyographisch bei Katzen nachgewiesene scharfe Begrenzung zwischen den beiden Wurzelversorgungsarealen am Zwerchfell ebenfalls beim Menschen besteht und eine Durchmischung der Nervenendfasern aus verschiedenen Segmenten in den Grenzzonen der Muskelfelder auch hier nicht stattfindet.

Abgesehen von den pathophysiologischen Erkenntnissen haben diese Feststellungen auch für die Klinik Bedeutung. Bei keinem der 10 Patienten mit einseitiger hemidiaphragmaler Paralyse nach traumatischen Wurzelausrissen war die Zwerchfellähmung · vor unserer Untersuchung erkannt worden. Bei allen bestand als typisches neurologisches Hinweissymptom eine von der Schulterwölbung bis zum Sternum hinziehende Analgesiezone, die auf Grund der anfangs geschilderten Sensibilitätsuntersuchungen das Ausbreitungsgebiet des 4. Cervicaldermatoms kennzeichnet. Für die allgemeine und topische Diagnostik gilt, daß das gemeinsame Vorkommen dieser segmentären Sensibilitätsstörung im oberen Thoraxbereich mit einer gleichseitigen Zwerchfellähmung als pathognomonisches Zeichen für eine radikuläre C_4-Schädigung im Sinne der Metamerielehre gewertet werden muß.

Im neurochirurgischen und neurologischen Schrifttum sind bisher Störungen der Zwerchfellmotilität nach Durchschneidung der oberen Cervicalwurzeln nicht bekannt. Zur Behandlung des Torticollis spasticus ist die beiderseitige Rhizotomie von $C_1—C_3$ eine allgemein anerkannte und wirkungsvolle Operationsmethode. Wie die Beobachtungen 12 links und 17 zeigen, können durch diesen Eingriff aber schwere Funktionsbeeinträchtigungen des Zwerchfells verursacht werden, da der Hauptanteil der motorischen Versorgung des Diaphragma bei mehrwurzeliger Innervation auch einmal vom 3. Cervicalsegment aus erfolgen kann. Besonders bei älteren Patienten reicht bei ausgedehnten beiderseitigen Zwerchfelllähmungen die Kompensationsfähigkeit der Intercostalatmung nicht aus, um ein genügendes Atemvolumen zu gewährleisten. Sind beiderseits obere Rhizotomien zur Behandlung des Torticollis spasticus erforderlich, dann sollte die Durchschneidung der 3. Halswurzel nur einseitig vorgenommen werden. Falls notwendig, kann in einer zweiten Operation — wenn die Röntgenuntersuchung keinen wesentlichen Funktionsausfall des Zwerchfells ergibt — die contralaterale 3. Wurzel auch durchtrennt werden.

IV. Zusammenfassung der Untersuchungsergebnisse

Bei 58 Patienten mit cervicalen Wurzelausrissen bzw. operativen Wurzeldurchschneidungen, deren genaue Höhenlage neurologisch und zum Teil auch myelographisch und bioptisch mit Sicherheit bestimmt werden konnte, wurden Untersuchungen über die sensible und motorische Innervation der Cervicalsegmente durchgeführt.

A. Die bei den Rhizotomierten und Verletzten mit Wurzelausrissen festgestellten Sensibilitätsstörungen ermöglichten eine Bestimmung der Dermatomfelder im Hals-Schulter-Armgebiet. Das auf Grund der erhobenen Befunde aufgezeichnete Dermatomschema zeigt Abweichungen von den bekannten Dermatomeinteilungen:

1. Das 2. und 3. Cervicaldermatom reichen am Hals ventral und dorsal weiter caudalwärts, als bisher angenommen wurde.

2. An der vorderen und hinteren Rumpfseite sind die Äste der Spinalnerven C_5—Th_1 nicht an der sensiblen Hautinnervation beteiligt. Ventral und dorsal schließt sich an das C_4-Dermatom das Th_2-Dermatom an.

3. Das sensible Distributionsgebiet der Spinalnerven C_5—Th_1 erstreckt sich nur auf den Arm.

4. Die Abweichungen der Sensibilitätsbefunde an der Schulter, in der Achselhöhle und an der Hand von einem sogenannten „Normschema" sind durch die anlagemäßige Variabilität der Nervenwurzelbezüge — durch die Prä- oder Postfixation der Nervenplexus — bedingt.

Aus diesen Feststellungen ergibt sich für die allgemeine Diagnostik, daß eine exakte Höhenbestimmung bei Querschnittsläsionen im Gebiet von C_5—Th_1 durch den Sensibilitätsbefund am Rumpf nicht möglich ist und nur durch die Festlegung des Sensibilitätsausfalls am Arm erfolgen kann.

B. Die bei den traumatischen Wurzelausrissen festgestellten motorischen Ausfallserscheinungen bestätigten die bisher bekannten Befunde. Neue Ergebnisse konnten nicht gewonnen werden. Die Lähmung und Atrophie der oberen Schultergürtelmuskulatur spricht bei Plexusverletzungen für den radikulären Sitz der Läsion. Die Armmuskulatur besitzt eine pluriradikuläre, diffuse Innervation. Die Schädigung nur einer Bezugswurzel bewirkt eine Parese der versorgten Muskelgruppe, deren Grad abhängig ist von der prozentualen Beteiligung der Wurzelfasern an der Gesamtinnervation. Der Musculus pectoralis läßt — wie die Rumpfmuskulatur — eine Felderung seiner Innervation erkennen.

C. Die mittels Durchleuchtung und Flächenkymographie bei 46 Patienten mit genau lokalisierbaren cervicalen Wurzelläsionen durchgeführten Untersuchungen der Zwerchfellfunktion führten zu folgendem Ergebnis:

1. Beim Menschen erfolgt die motorische Innervation des Zwerchfells vom 3. und 4. Cervicalsegment aus. Die 4. Cervicalwurzel enthält für gewöhnlich den Hauptanteil der Phrenicusfasern. In seltenen Fällen kann die Hauptversorgung auch vom 3. Cervicalsegment ausgehen. Die Variabilität der Faseraufteilung ist durch anlagemäßige Segmentverschiebungen — durch die Prä- oder Postfixation der Wurzelbezüge — bedingt.

2. Es gibt den „einfachen" oder „uniradikulären" Phrenicus, der seine Fasern nur aus dem 4. Cervicalsegment bezieht, und den „zusammengesetzten" oder „pluriradikulären" Phrenicus, der seine Fasern aus dem 3. und 4. Cervicalsegment erhält.

3. Bei pluriradikulärer Versorgung besitzt das Diaphragma eine gefelderte Innervation. Die Fasern der 3. Halswurzel innervieren dabei den vorderen Abschnitt und die Fasern der 4. Halswurzel den hinteren Abschnitt des Zwerchfells. — Wie die Tierversuche zeigten, besteht eine scharfe Trennung der Wurzelversorgungsareale. Eine Durchmischung der Nervenfasern in der Grenzzone der Innervationsbezirke findet nicht statt.

4. Die Größe der Wurzelversorgungsgebiete wechselt. Eine feste Segmentzugehörigkeit bestimmter Muskelbündel kann nicht angenommen werden.

5. Das Fehlen einer Zwerchfellähmung bei Wurzelläsionen von C_5 an abwärts spricht entweder für eine seltene Mitbeteiligung dieser Segmente an der nervösen Versorgung des Diaphragma — oder es sind die aus diesen Wurzeln stammenden Faserbezüge für die Zwerchfellfunktion von untergeordneter Bedeutung; d.h. die intakte Muskulatur der Umgebung kann den bei Schädigung dieser Nerven entstehenden Funktionsausfall kompensieren. — Diese Annahme wird durch die Ergebnisse der tierexperimentellen Untersuchungen gestützt.

6. Alle Patienten mit traumatischen Wurzelausrissen, bei denen der für die Schädigung des 4. Cervicalsegmentes typische Sensibili-

tätsausfall nachweisbar war, hatten eine totale oder dissoziierte, gleichseitige Zwerchfellähmung. Das gemeinsame Vorkommen dieser Symptome spricht für eine radikuläre C_4-Schädigung im Sinne der Metamerielehre.

7. Beiderseitige vordere Rhizotomien der 3. Cervicalwurzel — z. B. zur Behandlung des Torticollis spasticus — können wegen der variablen Wurzelbezüge des Nervus phrenicus schwere Atemfunktionsstörungen hervorrufen. Zu empfehlen ist, bei derartigen Operationen die 3. Wurzel auf einer Seite zunächst zu erhalten. Falls erforderlich, kann in einer zweiten Operation — wenn eine Röntgenkontrolle als Folge der einseitigen Durchtrennung von C_3 keine wesentliche Störung der Zwerchfellmotilität zeigt — auch die gegenüberliegende 3. Wurzel durchschnitten werden.

Literatur

ADSON, A. W.: The gross pathology of brachial plexus injuries. Surg. Gyn. Obstetr. *34*, 351—357 (1922).

AGDUHR, E.: Über die plurisegmentelle Innervation der einzelnen quergestreiften Muskelfasern. Anat. Anz., Jena *52*, 273—291 (1919).

ALAJOUANINE, TH., R. THUREL et F. LHERMITTE: Paralysie des racines supérieures du plexus brachial et de la racine médullaire du spinal par arrachement. Analogies avec la paralysie brachiale obstétricale et le torticolis congénital. Rev. neurol. *81*, 610—612 (1949).

ANDREW, J.: Sacralization: an aetiological factor in lumbar intervertebral disk lesions, and a cause of unileading focal signs. Brit. J. Surg. *42*, 304—311 (1954).

BARD, L.: Du mécanisme physiologique de la localisation superficielle des douleurs viscérales et de leurs localisations croisées. Ann. méd. *24*, 137—152 (1928).

BARDENHEUER: Beitrag zur Frage der operativen Behandlung der subcutanen, akut traumatischen kompletten Lähmungen der unteren Wurzeln des Plexus cervicalis. Arch. klin. Chir. *89*, 1040—1070 (1909).

BÄRENSPRUNG, F. v.: Die Gürtelkrankheit. Charité-Ann. *9*, 40 (1861).

BARNES, R.: Traction injuries of the brachial plexus in adults. J. Bone Surg. *31 B*, 10—16 (1949).

BERGMARK, G.: Observations sur les mouvements respiratoires dans un cas de lésion de la moelle cervicale. Upsala läk. fören förh. N. F. *38*, 9, 1—7 (1932).

BERITOFF, J.: Physiologische Untersuchung der mehrfachen Innervation der Skelettmuskelfasern. I. Mitt. Untersuchung der Aktionsströme der mehrfach innervierten Skelettmuskeln des Frosches. Zschr. Biol. *85*, 509—520 (1927).

— Physiologische Untersuchung der mehrfachen Innervation der Skelettmuskelfasern. II. Mitt. Über die funktionellen Änderungen der mehrfach innervierten Muskelfasern unter dem Einfluß der Wirkung der einen Wurzel. Zschr. Biol. *85*, 521—538 (1927).

BERITOFF, J.: Physiologischer Beweis der plurisegmentellen Innervation der quergestreiften Muskelfasern. Pflügers Arch. Physiol. *205*, 455—457 (1924).

BERMOND, M.: A proposito di quattro casi di sesta vertebra lombare soprannumeria. Radiol. med. *18*, 18—36 (1931).

BIELSCHOWSKY, M.: Herpes Zoster. In LEWANDOWSKY, M.: Handbuch der Neurologie, 1. Aufl., Bd. V, S. 315—341. Berlin: Springer. 1914.

BIKELES, G.: Zur Lokalisation im Rückenmark. Dtsch. Zschr. Nervenhk. *29*, 180—207 (1905).

— und M. FRANKE: Die sensible und motorische Segmentlokalisation für die wichtigsten Nerven des Plexus brachialis. Dtsch. Zschr. Nervenhk. *23*, 205—215 (1903).

— — Die Lokalisation im Rückenmark für motorische Nerven der vorderen und hinteren Extremität, vorzüglich beim Affen (cercopithecus) (im Vergleich mit Befunden am Hund und teilweise auch an der Katze). Dtsch. Zschr. Nervenhk. *29*, 171—179 (1905).

BING, R.: Kompendium der topischen Gehirn- und Rückenmarksdiagnostik, 14. Aufl. Basel: Schwabe & Co. 1953.

BLUMENAU, L., und E. NIELSON: Über die motorischen Zellgruppen der Halsanschwellung beim Manne (auf Grund eines Amputationsfalles). Neurol. Zbl. *24*, 556—562 (1905).

BOER, S. DE: Die monosegmentelle Innervation der Muskelfasern des Froschgastrocnemius. Klin. Wschr. *4*, 2159 (1925).

— The monosegmental innervation of the muscle fibers of the Musculus gastrocnemius of the frog. Amer. J. Physiol. *75*, 285—286 (1926).

BOLK, L.: Die segmentale Innervation des Rumpfes und der Gliedmaßen beim Menschen. Harlem: De Erven F. Bohn.

— Beitrag zur Neurologie der unteren Extremität der Primaten. Morph. Jb. *25*, 305—361 (1898).

— Die Segmentaldifferenzierung des menschlichen Rumpfes und seiner Extremitäten. Morph. Jb. *25*, 465—543 (1898); *26*, 91—211 (1898); *27*, 630—711 (1899); *28*, 105—146 (1900).

BONOLA, A.: La paralisi del plesso brachiale da traumi di motocicletta. Chir. org. movim. *22*, 309—321 (1936).

BRODMANN, K., and MC K. CATTELL: Heat versus tension in relation to the problem of plurisegmental innervation. J. Physiol. *70*, 205—217 (1930).

BRONISCH, F. W.: Zur neurologischen Diagnose der Wurzelschädigung L_5. Der Tibialis posterior-Reflex. Nervenarzt *24*, 54—57 (1953).

BRÜCKE, E. TH. V.: Die Leistungen des normalen Rückenmarks. In BUMKE, O., und O. FOERSTER: Handbuch der Neurologie, Bd. II. Berlin: Springer. 1937.

BUDA, R.: Isolierte Phrenicuslähmung bei einem Säugling mit schwielig entartetem Musculus sternocleidomastoides. Österr. Zschr. Kinderhk. *1*, 98—102 (1947).

CADWALADER, W. B.: Traumatic separation of the nerve roots from the spinal cord. J. Amer. Med. Ass. *65*, 1793 (1915).

CARDIN, A.: Distribuzione radicolare dei nervi frenici nel diaframma. Atti Soc. med.-chir. Padova *13*, 105—110 (1935).

— Distribuzione radicolare dei nervi frenici nel diaframma. I. Bull. Soc. ital. Biol. sper. *11*, 102—104 (1936).

CARDIN, A.: Distribuzione radicolare dei nervi frenici nel diaframma. II. Bull. Soc. ital. Biol. sper. *11*, 104—106 (1936).

CARVALHO, M. DE: Chirurgie du syndrome hiato-oesophagien. Arch. mal. app. digest., Paris *40*, 280 (1951).

CASSELS, W. H., and L. A. GITTELSON: Diaphragmatic paralysis. Anesthesia *9*, 48—57 (1948).

TEN CATE, J., und B. TEN CATE-KAZEEWA: Mikroskopische Befunde in den Bauchmuskeln des Hundes nach der experimentellen Isolierung eines Rückenmarksegmentes. Arch. néerl. physiol. *22*, 108—116 (1937).

CATTEL, MC K.: Plurisegmental innervation in the frog. J. Physiol. *66*, 431—442 (1928).

CERNY, R.: Autodermography. A new and simple method of demonstrating the propagation of pain and disorders of surface sensibility. J. Neurosurg. *4*, 188—190 (1947).

CHOROSCHKO, V.: De la rupture des racines du plexus brachial dans les radiculo-funiculo-plexites traumatiques. (Diagnostic lipiodolo-radiologique.) Encéphale *30*, 126—136 (1935).

CLARA, M.: Das Nervensystem des Menschen, 3. Aufl. Leipzig: J. A. Barth. 1959.

COCCHI, C.: La paralisi del frenico nel neonato contributo clinico e anatomopatologico. Riv. clin. pediatr. *35*, 769—789 (1937).

CORNING, H. K.: Lehrbuch der Entwicklungsgeschichte des Menschen, 2. Aufl. München: J. F. Bergmann. 1925.

DAGNELIE, J.: Nucleus diaphragmae. (Contribution à l'étude de l'anatomie microscopique de la moelle cervicale humaine.) Arch. biol., Paris *45*, 71—78 (1934).

DAHM, M.: Rippen- und Zwerchfellbewegung im Röntgenbild. Fortschr. Röntgenstr. *46*, 484 (1932); *47*, 276—286 (1933); *47*, 426—437 (1933).

— Atmungshemmungen bei pathologischen Zuständen. In STUMPF, P., H. H. WEBER und G. A. WELTZ: Röntgenkymographische Bewegungslehre innerer Organe. Leipzig: G. Thieme. 1936.

DANDY, W. E.: Roentgenography of the brain after the injection of air into the spinal canal. Ann. Surg. *70*, 397 (1919).

DAVIES, F., R. J. GLADSTONE, and E. P. STIBBE: The anatomy of the intercostal nerves. J. Anat. *66*, 323—333 (1932).

DAVIES, L., J. MARTIN, and G. PERRET: The treatment of injuries of the brachial plexus. Ann. Surg. *125*, 647—657 (1947).

DECKER, K.: Neuroradiologie (Sammelreferat). Münch. med. Wschr. *96*, 1520—1521 (1954).

— Myelographie mit positiven Kontrastmitteln. Fortschr. Röntgenstr. *88*, 277—287 (1958).

— Klinische Neuroradiologie. Stuttgart: G. Thieme. 1960.

DEMMER, F.: Drei Verletzungen des Plexus cervicalis bei Motorradfahrern. Wien. med. Wschr. *1929* I, 642—645.

DILLON, J.: Ein Beitrag zur Klinik der Diaphragmaerkrankungen. Fortschr. Röntgenstr. *34*, 636—654 (1926).

DÖRING, G.: Über Syndrome des cervico-thorakalen sympathischen Nervensystems. Beitrag zur Gliederung sympathischer Innervationsgebiete in Quadrantensegmente des Körpers. Klin. Wschr. *1949*, 735—743.

DOUADY, D., et R. MICHEL: Exploration électrique des fonctions motrices du diaphragme et phrenicéctomie. Arch. méd.-chir. app. resp. *9*, 461—487 (1934).

Dulbecco, R., e L. Magri: Ricerche sue numero dei neuroni sensitivi nei
gangli dei metameri toracici dell'uomo. Monit. Zool. ital. *44*, 126—131
(1933).

Dusser de Barenne, J. G.: Die Strychninwirkung auf das Zentralnervensystem. I. Die Wirkung des Strychnins auf die Reflextätigkeit der Inter-
vertebralganglia. Fol. neuro-biol. *4*, 467—474 (1910).

— Die Strychninwirkung auf das Zentralnervensystem. II. Zur Wirkung
des Strychnins bei lokaler Applikation auf das Rückenmark. Fol. neuro-
biol. *5*, 42—58 (1911).

— Die Strychninwirkung auf das Zentralnervensystem. III. Die segmentäre
Strychninvergiftung der dorsalen Rückenmarksmechanismen; ein Beitrag zur Dermatomerie der hinteren Extremität des Hundes. Fol. neuro-
biol. *5*, 342—359 (1911).

— Die Strychninwirkung auf das Zentralnervensystem. IV. Theoretische
Betrachtungen. Fol. neuro-biol. *6*, 277—286 (1912).

— Central levels of sensory integration. Res. Publ. Ass. Nerv. Ment. Dis. *15*,
274 (1935). Zit. nach Hiller.

Duus, P.: Die Einengung der Foramina intervertebralia infolge degenera-
tiver Wirbelsäulenprozesse als Ursache von neuralgischen Schmerz-
zuständen im Bereich des Schulter- und Beckengürtels sowie der Extremitäten. Nervenarzt *19*, 489—503 (1948).

— Die Einengung der Foramina intervertebralia und ihre klinische Bedeutung. N. med. Welt *1950*, 1403—1405 und 1413—1414.

— und G. Kahlau: Welche pathogenetische Bedeutung hat der Bandscheibenvorfall im Bereich der Lendenwirbelsäule? Bruns' Beitr. klin.
Chir. *180*, 1—26 (1950).

— und W. Krücke: Allgemeinpathologische Betrachtungen über die Einengung der Foramina intervertebralia. Langenbeck's Arch. klin. Chir.
268, 341—362 (1951).

Edinger, L.: Vorlesungen über den Bau der nervösen Zentralorgane.
Leipzig 1900.

— Einführung in die Lehre vom Bau und von den Verrichtungen des Nervensystems, 3. Aufl. 1921.

Eichhorst, H.: Verbreitungsweise der Hautnerven beim Menschen. Zschr.
klin. Med. *14*, 519—542 (1888).

Eisler, P.: Die Homologie der Extremitäten. Halle 1895.

— Über die Ursache der Geflechtsbildung an den peripheren Nerven.
Anat. Anz., Jena *21*, 200—207 (1902).

Elze, C.: In Braus, H.: Anatomie des Menschen, Bd. I. Berlin: Springer.
1929.

— Headsche Zonen und Dermatome. Nervenarzt *28*, 465—469 (1957).

Epstein, J. W.: Diaphragmatic paralysis resulting from injury of the brachial plexus. Amer. J. Dis. Child. *34*, 4, 634—639 (1927).

Falconer, M. A.: Some common neurological causes of pain in the upper
arm. N. Zealand Med. J. *49*, 356—360 (1950).

—, G. L. Glasgow, and D. S. Cole: Sensory disturbances occurring in sciatica
due to intervertebral disc protrusions: Some observations on the fifth
lumbar and first sacral dermatomes. J. Neurol. *10*, 72—84 (1947).

Felix, W.: Die Anatomie des Brustkorbes. In Sauerbruch, F.: Die Chirurgie der Brustorgane *1*, 42 (1920).

Felix, W.: Anatomische, experimentelle und klinische Untersuchungen über den Phrenicus und über die Zwerchfellinnervation. Dtsch. Zschr. Chir. *171*, 283—397 (1922).

— Untersuchungen über den Spannungszustand und die Bewegung des gelähmten Zwerchfells. Zschr. exper. Med. *33*, 458—482 (1923).

— Topographische Anatomie des Mittelraumes und seiner Organe. In Sauerbruch, F.: Die Chirurgie der Brustorgane *2*, 125 (1925).

— Über Relaxatio diaphragmatica (R. d.). Bruns' Beitr. klin. Chir. *186*, 1—20 (1953).

— Zur Genese der Relaxatio diaphragmatica. Langenbeck's Arch. klin. Chir. *276*, 444—449 (1953).

— Klinischer und experimenteller Beitrag zur Zwerchfellchirurgie. Zbl. Chir. *78*, 1681—1691 (1953).

Fieux: Zit. nach Adson 1930.

Fischer, E.: Myothermische Messungen zur Frage der plurisegmentellen Innervation der Muskelfaser. Pflügers Arch. Physiol. *230*, 563—574 (1932).

Fischer, O.: Topische Diagnostik des Rückenmarks. In Kraus, F., und Th. Brugsch: Spezielle Pathologie und Therapie innerer Krankheiten, Bd. X/1, S. 731—836. Berlin und Wien: Urban & Schwarzenberg. 1924.

Flatau, E.: Über Veränderungen des menschlichen Rückenmarks nach Wegfall größerer Gliedmaßen. Dtsch. med. Wschr. *18*, 278—279 (1897).

— Über die Localisation der Rückencentren für die Musculatur des Vorderarmes und der Hand beim Menschen. Arch. Anat. (Physiol. Abt.) *1899*, 112—119.

— Die motorische, sensible und Reflex-Segmentierung im Rückenmark. In Lewandowsky, M.: Handbuch der Neurologie, Bd. I. Berlin: Springer. 1910.

Fleischner, F.: Atelektase und gerichteter Kollaps der Lunge. Fortschr. Röntgenstr. *53*, 607—625 (1936).

— Plattenförmige Atelektasen in den Unterlappen der Lunge. Fortschr. Röntgenstr. *54*, 315—321 (1936).

Foerster, O.: Zur Kenntnis der spinalen Segmentinnervation der Muskeln. Neurol. Zbl. *32*, 1202—1214 (1913).

— Methoden der Dermatombestimmung beim Menschen. Arch. Psychiatr. *77*, 652—658 (1926).

— Symptomatologie der Erkrankungen des Rückenmarks und seiner Wurzeln. In Bumke, O., und O. Foerster: Handbuch der Neurologie, Bd. V. Berlin: Springer. 1936.

Fontanesi, C.: Paralisi radicolare tipo Erb-Duchenne da trauma della spalla senza lesioni ossee. Giorn. clin. med. *13*, 369—377 (1932).

Frazier, Ch., and P. Skillern: Supraclavicular subcutaneous lesions of the brachial plexus not associated with skeletal injuries. J. Amer. Med. Ass. *57*, 1257 (1911).

Frets, G. P.: Der Plexus lumbo-sacralis bei fünf Hunden mit einer Variation der Wirbelsäule. Fol. neuro-biol. *5*, 235—243 (1911).

Frischauer: Ein Fall von Erbscher Plexuslähmung mit seltenem Symptomenkomplex nebst Bemerkungen zur Symptomatologie der Phrenicuslähmung. Wien. klin. Wschr. *1905*, 1167 und 1234.

Fröhlich, A., und O. Grosser: Beiträge zur metameren Innervation der Haut. Dtsch. Zschr. Nervenhk. *23*, 441—472 (1903).

Frykholm, R.: Lower cervical nerve roots and their investments. Acta chir. Scand. *101*, 457—471 (1951).

FRYKHOLM, R.: Cervical epidural structures, periradicular and epineural sheats. Acta chir. Scand. *102*, 10—20 (1951).
— The mechanism of cervical radicular lesions resulting from friction or forceful traction. Acta chir. Scand. *102*, 93—98 (1951).
FUCHS, R. F.: Über die Innervation des Diaphragma und ihre Beziehungen zur Entwicklung desselben. Sitzgsber. dtsch. naturwiss. med. Ver. Böhmen, Lot. N. F. 18 (1898).
FULTON, J. F.: Fatigue and plurisegmental innervation of individual muscle fibres. Proc. Roy. Soc., London, Biol. Sci. B *98*, 692, 493—505 (1925).
FÜRBRINGER, M.: Zur Lehre von den Umbildungen der Nervenplexus. Morph. Jb. *5*, 324—394 (1879).

GASKELL, W. H.: On the structure, distribution and function of the nerves which innervate the visceral and vascular systems. J. Physiol. *7*, 1—80 (1886).
GEHUCHTEN, A. v., et C. DE BUCK: Contribution à l'étude des localisations, des noyaux moteurs de la moelle lombo-sacrée. Rev. neurol. *15*, 510 (1898).
GELDEREN, CHR. v.: On referred pain and Head's zones. Mschr. Psychiatr. *115*, 295—307 (1948).
— Studien über die Segmentbeziehungen der Visceralinnervation. Acta Neerl. morph. *6*, 315—335 (1949).
GOETTE, K.: Über eine Form der Spondylarthropathie der Halswirbelsäule mit radikulären Störungen. Fortschr. Röntgenstr. *46*, 691—701 (1932).
GOETZE, O.: Die radikale Phrenicotomie als selbständiger therapeutischer Eingriff bei der chirurgischen Lungentuberkulose. Münch. med. Wschr. *69*, 838 (1922).
— Die effektive Blockade des Nervus phrenicus. (Radikale Phrenicotomie.) Arch. klin. Chir. *134*, 595—646 (1925).
GOLL, H., und M. PERZ: Zur Klinik der einseitigen Zwerchfellähmung. Wien. Arch. inn. Med. *35*, 21—52 (1941).
GÖSSNITZ, W. v., und v. WOLFF: Beitrag zur Diaphragmafrage. Denkschr. med. naturwiss. Ges. Jena *7* (1901). Zit. nach GRZAN und HAUBRICH.
GOURNAY, J., J. PAREUX, J. ODINET et G. OLIVIER: Un cas de paralysie obstétricale du nerf phrénique gauche associée à une paralysie du plexus brachial du même côté. Bull. Soc. pédiatr. *34*, 523—528 (1936).
GRONEMEYER, W.: Zur Kenntnis der sogenannten isolierten Abductor-Opponens-Atrophie des Daumenballens (zugleich ein Beitrag zur Frage der segmentären Muskelinnervation). Dtsch. Zschr. Nervenhk. *16*, 457—481 (1951).
— Zur Ätiologie der partiellen Daumenballenatrophie. Dtsch. med. Wschr. *76*, 857—860 (1951).
—, H. UTHGENANNT und H. SCHÜMANN: Erkennung und Behandlung des Bandscheibenvorfalles. Nervenarzt *21*, 289—297 (1950).
GROSSER, O., und A. FRÖHLICH: Beiträge zur Kenntnis der Dermatome der menschlichen Rumpfhaut. Morph. Jb. *30*, 508—537 (1902).
GROTE, W.: Die Myelographie unter besonderer Berücksichtigung der Kontrastdarstellung des lumbalen Spinalraumes. Aerztl. Wschr. *10*, 891—895 (1955).
GRUBER, G. B.: Die Mißbildungen des Zwerchfells. In SCHWALBE, G., und G. B. GRUBER: Morphologie der Mißbildungen des Menschen und der Tiere. Jena: Fischer. 1927.

GRUBER, G. B.: Über Zwerchfellücken, Zwerchfellhernien und Zwerchfell-defekte. (Zugleich Mitteilung einiger Vorkommnisse von Zwerchfell-verletzung.) Bruns' Beitr. klin. Chir. *186*, 129—138 (1953).

GRZAN, G. J.: Die zervikale Zwerchfellparese. (Ein Beitrag zur Pathogenese der sogenannten Relaxatio diaphragmatis.) Fortschr. Röntgenstr. *79*, 369—382 (1953).

— Das Wurzelsyndrom der mittleren Zervikalsegmente. Ein Beitrag zur Symptomatik der Halswirbelsäulen-Osteochondrose, insbesondere zur Kenntnis der zervikalen Zwerchfellparese. Dtsch. med. Wschr. *1954*, 954—956.

GULEKE, N.: Zur Diagnose der Sanduhrgeschwülste der Wirbelsäule nebst Bemerkungen über deren Entstehung. Arch. klin. Chir. *161*, 710—720 (1930).

GUND, A.: Über die Kontrastdarstellung des zervikalen Spinalkanals mit Lipiodol-F unter besonderer Berücksichtigung stumpfer Verletzungen des Plexus brachialis. Wien. med. Wschr. *1956*, 583—586.

HANSEN, K.: Über das Schmerzproblem. Ber. Phys.-Med. Ges. Würzburg, N. F. *63*, 10—14 (1940).

— Sensibilitätsschema nach Déjerine. A. Segmentäre Innervation. Leipzig: G. Thieme. 1940.

— Sensibilitätsschema nach Déjerine. B. Periphere Innervation. Leipzig: G. Thieme. 1940.

— Die diagnostische Bedeutung des Schmerzes. Acta neuroveget., Wien *7*, 301—327 (1953).

— und H. SCHLIACK: Über Segmentinnervation, Headsche Zonen und Metamerie. Nervenarzt *28*, 469—474 (1957).

— — Segmentale Innervation. Stuttgart: G. Thieme. 1962

— und H. v. STAA: Reflektorische und algetische Krankheitszeichen der inneren Organe. Leipzig: G. Thieme. 1938.

HARRIS, W., G. JEFFERSON, B. BANKART, H. COHEN, and R. BRAIN: Discussion on injuries to the brachial plexus. Proc. Roy. Soc. Med., London *23*, 1281—1287 (1930).

HASSELWANDER: Wie soll man die überzähligen Wirbel numerieren? Röntgenpraxis *9*, 55—56 (1937).

HAUBRICH, R.: Zwerchfellpathologie im Röntgenbild. Berlin-Göttingen-Heidelberg: Springer. 1956.

HEAD, H.: Die Sensibilitätsstörungen der Haut bei Visceralerkrankungen. Übersetzt von W. SEIFFER. Berlin 1898.

—, and A. W. CAMPBELL: The pathology of Herpes zoster and its bearing on sensory localisation. Brain *1900*, 353.

HEIDRICH, L., und H. KÜTTNER: Die stumpfen Verletzungen des Plexus brachialis. Dtsch. Zschr. Chir. *234*, 586—595 (1931).

HEINE, F.: Kymographische Studien über den Mechanismus des Waage-balkenphänomens bei gelähmtem Zwerchfell. Beitr. Klin. Tbk. *116*, 376—385 (1957).

— und M. HELL: Über den Einfluß der temporären Phrenicusausschaltung auf die Atemfunktion. Beitr. Klin. Tbk. *109*, 266—273 (1953).

HENSZELMANN, A.: Die Reizung des N. phrenicus durch den faradischen Strom und die röntgenologische Verwertbarkeit dieses Verfahrens. Wien. klin. Wschr. *30*, 1103—1107 (1914).

HERRINGHAM, H. P.: The minute anatomy of the brachial plexus. Proc. Roy. Soc., London *41*, 423 (1886).

HERZOG, E.: Histopathologie des vegetativen Nervensystems. In: Handbuch
der speziellen pathologischen Anatomie und Histologie, Bd. XIII/5,
Erkrankungen des peripheren und des vegetativen Nervensystems.
Berlin-Göttingen-Heidelberg: Springer. 1955.

HILLE, J.: Über Headsche Zonen. Dtsch. med. Wschr. *1949*, 926.

— Über den Wert Headscher oder anderer Zonenschemata für die Bearbei-
tung von Segmentproblemen. Dtsch. med. Wschr. *1951*, 1104—1105.

HILLER, F.: Rückenmark. In: Handbuch der Inneren Medizin, Bd. V/1.
Berlin-Göttingen-Heidelberg: Springer. 1953.

HINTNER, H.: Zur Methodik des Nachweises einer plurisegmentalen Innervation der einzelnen Muskelfasern. Pflügers Arch. Physiol. *224*, 140—
143 (1930).

HIPP, E.: Dorsale Excavationen an den Lendenwirbelkörpern. Z. Orthop.
90, 434—443 (1958).

HIRT, A.: Über den Aufbau des Spinalganglions und seine Beziehungen zum
Sympathicus. Zschr. Anat. Entw. gesch. *87*, 275—318 (1928).

HITZENBERGER, K.: Das Zwerchfell im gesunden und kranken Zustand.
Wien: Springer. 1927.

HJELMMAN, G.: Zur Kenntnis der Wurzeln des Nervus phrenicus mit besonderer Berücksichtigung des sogenannten Nebenphrenicus. Acta Soc.
med. Fenn. Duodecim *13*, 1—36 (1931).

HOLZKNECHT, G.: Mitteilungen aus meinem Laboratorium. Jena 1907. Zit.
nach DAHM.

HUNT, C. C., and ST. W. KUFFLER: Motor innervation of skeletal muscle:
multiple innervation of individual muskle fibres and motor unit function. J. Physiol. *126*, 293—303 (1954).

JACOBSOHN, L.: Über Veränderungen im Rückenmark nach peripherischer
Lähmung, zugleich ein Beitrag zur Localisation des Centrum ciliospinale
und zur Pathologie der Tabes dorsalis. Zschr. klin. Med. *37*, 228—255
(1899).

— Über die Kerne des menschlichen Rückenmarks. Abhdlgn. d. Kgl. Akad.
d. Wiss. Berlin 1908.

JAEGER, R., and W. H. WHITELEY: Avulsion of the brachial plexus. Report
of six cases. J. Amer. Med. Ass. *153*, 633—635 (1953).

JAMIN, F.: Zwerchfell und Atmung. In GROEDEL, F.: Röntgendiagnostik
in der inneren Medizin, Bd. I. München 1925.

JANSEN, J.: Beitrag zur Kenntnis der Zwerchfellinnervation. Zschr. Anat.
Entw. gesch. *96*, 624—657 (1931).

KALB, O.: Ein Fall von hoher Plexuszerreißung. Dtsch. Z. Chir. *88*, 572—
594 (1907).

KATZ, L. N.: On the supposed pluri-segmental innervation of muscle
fibres. Proc. Roy. Soc., London, Biol. Sci. B *99*, 694, 1—7 (1925).

KAZZANDER, J.: Über den Nervus accessorius Willisii und seine Beziehungen
zu den oberen Cervicalnerven beim Menschen und einigen Haussäuge-
thieren. Arch. Anat. Entw. gesch. *1891*, 212—243.

KEEGAN, J. J.: Dermatome hypalgesia associated with herniation of intervertebral disc. Arch. Neurol. Psychiatr. *50*, 67—83 (1943).

— Dermatome hypalgesia with posterolateral herniation of lower cervical
intervertebral disc. J. Neurosurg. *4*, 115—139 (1947).

Keegan, J. J., and F. D. Garrett: The segmental distribution of the cutaneous nerves in the limbs of man. Anat. Rec. *102*, 409—437 (1948).

Kelley, W. O.: Phrenic nerve paralysis. Special consideration of the accessory phrenic nerve. J. Thorac. Surg. *19*, 923—928 (1950).

Kellgren, J. H.: On the distribution of pain arising from deep somatic structures with charts of segmental pain areas. Clin. Sci., London *4*, 35—46 (1939).

Klessens, J. J. H. M.: Beitrag zur Kenntnis der individuellen axilen Segment-Verschiebungen. Fol. neurobiol. *7*, 803—836 (1913).

Klingman, W. O.: The localizing significance of impaired respiratory movements in lesions of the spinal cord. Bull. Neurol. Inst. N. Y. *1*, 136—144 (1931).

Knape, E. V.: Experimentelle Untersuchungen über die motorischen Kerne einiger spinaler Nerven der hinteren Extremität des Hundes. Dtsch. Zschr. Nervenhk. *20*, 116—127 (1901).

Kocher, Th.: Die Verletzungen der Wirbelsäule zugleich als Beitrag zur Physiologie des menschlichen Rückenmarks. Mitt. Grenzgeb. Med. Chir. *1*, 415—480 (1896).

— Die Läsionen des Rückenmarks bei Verletzung der Wirbelsäule. Mitt. Grenzgeb. Med. Chir. *1*, 481—660 (1896).

Kofferath, W.: Über einen Fall von rechtsseitiger Erbscher Lähmung und Phrenicuslähmung nach Zangenextraktion. Mschr. Geburtsh. *55*, 33—38 (1921).

Kollmann, J.: Die Rumpfsegmente menschlicher Embryonen vom 13. bis 15. Urwirbel. Arch. Anat. Entw. gesch. *1891*, 39—88.

Kolodny, A.: Traction paralysis of the brachial plexus. Amer. J. Surg. *51*, 620—629 (1941).

Körner, F.: Über die Muskularisierung des Zwerchfells. Zschr. Anat. Entw. gesch. *109*, 282—292 (1939).

Kovacs, A. v.: Röntgendarstellung und Diagnostik der zervikalen Zwischenwirbellöcher. Röntgenpraxis *10*, 479—484 (1938).

Krause, W.: Beitrag zur Neurologie der oberen Extremität. 1865. Zit. nach van Rijnberk.

Krayenbühl, H.: In: Wissenschaftliche Tabellen, Geigy 1955.

Kristenson, A: The spinal nucleus phrenicus. Acta med. Scand. Suppl.-Bd. *59*, 556—557 (1934).

Kuhlendahl, H.: Monoradikuläre Kompression und osteogene Konstriktion cervikaler Nervenwurzeln. Langenbeck's Arch. klin. Chir. *276*, 146—154 (1953).

— Störungen des Nervensystems von der Wirbelsäule her. In: Zur funktionellen Pathologie und Therapie der Wirbelsäule. Berlin: VPM. 1957.

— und W. Kunert: Röntgenologisch-klinische Studien zur Pathologie der Halswirbelsäule. I. Mitt. Pathologisch-anatomische Bemerkungen und statistische Untersuchungen über die allgemeine Häufigkeit und Lokalisation deformierender Veränderungen im Röntgenbild. Medizinische *1954*, 449—453.

— — Röntgenologisch-klinische Studien zur Pathologie der Halswirbelsäule. II. Mitt. Über die Beziehungen zwischen deformierenden Veränderungen und klinischen Krankheitserscheinungen. Medizinische *1956*, 1596—1601.

Kuré, K., G. I. Saegusa, K. Kawaguzi und K. Shiraishi: Über die parasympathischen Fasern in den hinteren Rückenmarkswurzeln und deren Kerne im Rückenmark. (Über „Spinal-Parasympathicus“.) I. Mitt. Zschr. Zellforsch. *9*, 229—244 (1929).

Kusnitzky, E. H.: Bemerkungen über die Innervation der langen Rückenmuskulatur. Anat. Anz. *54*, 274—280 (1921).

Kutomanow, P. J.: Zur chirurgischen Anatomie des Nervus phrenicus am Halse (in Verbindung mit Phrenicotomie). Wratschebnoje Djelo *1924*, 1344. Zit. nach Dillon und Grzan.

Landsberger, M.: Rechtsseitiger Zwerchfellhochstand als Entbindungslähmung. Zur Ätiologie der Relaxatio diaphragmatica. Klin. Wschr. *5*, 850—851 (1926).

Lanz, T. v., und W. Wachsmuth: Praktische Anatomie, Bd. I/2 Hals, Bd. I/3 Arm. Berlin: Springer. 1935.

Lapinsky, M.: Über die Lokalisation motorischer Funktionen im Rückenmark. Dtsch. Zschr. Nervenhk. *26*, 457—520 (1904).

Ledec, F.: Zwerchfell- und Armlähmung nach Geburt. Čas. lék. česk. *1931*, II, 1729—1731 (Tschechisch). Ref. Zbl. ges. Neurol. *63*, 533 (1932).

Lewis, W. H.: Die Entwicklung des Muskelsystems. In Keibl-Malls: Handbuch der Entwicklungsgeschichte des Menschen. Jena 1910.

Liszka, O.: Three cases of traumatica wresting of the radices of the brachial plexus out of the spinal medulla. Neur. Neurochir. Psychiatr. polska *5*, 575—580 (1955).

Locchi, R.: Quelques observations sur le nerf „paraphrénique“ (de C 5). Fol. clin. biol., S. Paulo *4*, 91—93 (1932).

— Rassenanatomische Untersuchungen am Nervus phrenicus und an den Nebenphrenici. Rev. biol. hyg., S. Paulo *3*, 2—12 (1932).

— Über die Anatomie der Nervi phrenici und paraphrenici. Ann. Fac. med. S. Paulo *8*, 3—34 (1932).

Lorenzi, E. de: Numero e grandezza delle cellule nervose in gangli di segmenti contigui dell'uomo. Boll. Soc. ital. biol. sper. *7*, 677—679 (1932).

Lüthy, F.: Periphere Nerven. In: Handbuch der Inneren Medizin, Bd. V/1. Berlin-Göttingen-Heidelberg: Springer. 1953.

Mackenzie, J.: Some points bearing on the association of sensory disorders and visceral diseases. Brain *16*, 321 (1893).

— Symptoms and their interpretation. Krankheitszeichen und ihre Auslegung. Übersetzt von J. Müller, 3. Aufl. Würzburg 1911.

Marguth, F., H. Orbach und K. Vetter: Das Elektromyogramm in der Diagnostik der spinalen Nervenwurzelkompression. Nervenarzt *26*, 137—139 (1955).

Marinesco, G.: Veränderungen der Nervencentren nach Ausreißung der Nerven mit einigen Erwägungen betreffs ihrer Natur. Neurol. Zbl. *17*, 882—890 (1898).

— Contribution à l'étude des localisations des noyaux moteurs dans la moelle épinière. Rev. neurol. *14*, 463 (1898).

— Recherches sur les localisations motr. spin. Sem. méd. *29*, 225 (1904).

Mather, V.: The question of plurisegmental innervation of certain muscles in the frog. Amer. J. Physiol. *94*, 604—610 (1930).

MATTHAEI, R.: Topographische Physiologie des Rückenmarks. In: Handbuch der normalen und pathologischen Physiologie, Bd. X. Berlin: Springer. 1927.

MITCHELL, G. A. G.: The significance of lumbosacral transitional vertebrae. Brit. J. Surg. *24*, 147—158 (1936).

MONAKOW, C. V.: Über die secundären Veränderungen im Rückenmark nach altem Defekt eines Plexus brachialis beim Menschen. Neurol. Zbl. *17*, 1022—1023 (1898).

MORITZ, P.: Mitbeteiligung des Phrenicus bei Duchenne Erbscher Lähmung. Dtsch. med. Wschr. *32*, 909—912 (1906).

MÜLLER, J.: Beitrag zur Kenntnis des Faserverlaufs im Plexus brachialis. Dtsch. Zschr. Nervenhk. *5*, 115—128 (1894).

MÜLLER, N., und W. GROTHE: Zur Diagnostik der Sanduhrgeschwülste des Rückenmarks. Zbl. Neurochir. *17*, 257—264 (1957).

MULZER, A.: Über Phrenicuslähmung als Begleiterscheinung der Erbschen Lähmung beim Neugeborenen. Münch. med. Wschr. *1928* II, 1498—1499.

MURPHEY, F., W. HARTUNG, and J. W. KIRKLIN: Myelographic demonstration of avulsing injury of the brachial plexus. Amer. J. Roentgenol. *58*, 102—105 (1947).

NAUNYN: Ein Fall von Erbscher Plexuslähmung mit gleichseitiger Sympathicuslähmung. Vereinsbeil. Dtsch. med. Wschr. *1902*, Nr. 7, 52—53.

NIEDERLE, B.: Traumatische Lähmungen des Plexus brachialis. Čas. lék. česk. *1937*, 1188—1196 (Tschechisch). Ref. Zbl. ges. Neurol. *89*, 322—323 (1938).

NISBET, N. W.: Clinical and experimental study of segmental pain from the shoulder. Brit. Med. J. *4864*, 730—733 (1954).

NOICA, D., O. ARAMA et I. LUPULESCU: Trois cas clinique de paralysie du plexus brachial, par arrachement des racines et présentant le syndrome de Claude Bernard-Horner. Rev. stiint. med. *21*, 122—127 (1932).

ONO, N.: Untersuchungen und Studien über die Ursprungzellen des N. phrenicus. Jap. J. Med. Sci. Anat. *5*, 1—34 (1934).

ORBACH, H., und K. VETTER: Elektromyographische Untersuchungen in der Neurochirurgie. Zbl. Neurochir. *14*, 96—100 (1954).

ORTHNER, H.: Zur pathologischen Anatomie des Herpes zoster. Dtsch. Zschr. Nervenhk. *160*, 251—284 (1949).

ORZECHOWSKY: Rückenmarksbefunde bei Amputationsfällen der oberen Extremitäten. Arb. Neurol. Inst. Wien *13* (1907).

PALLIE, W.: The intersegmental anastomoses of posterior spinal rootlets and their significance. J. Neurosurg. *16*, 188—196 (1959).

PARHON, C., und M. GOLDSTEIN: Die spinalen motorischen Lokalisationen und die Theorie der Metamerien. Neurol. Zbl. *23*, 935—944 (1901).

— — Die spinalen motorischen Lokalisationen und die Theorie der Metamerien. Neurol. Zbl. *23*, 985—990 (1901).

PETTE, H.: Das Problem der Neuritis. Verh. Dtsch. Ges. für Inn. Med. 55. Kongr., Wiesbaden 1949, 92—136.

PEYER, J.: Über die peripherischen Endigungen der motorischen und sensiblen Fasern der in den Plexus brachialis der Kaninchen eintretenden Nervenwurzeln. Zschr. rationelle Med. *4*, 52 (1854).

PIA, H. W., und W. TÖNNIS: Diagnose und Therapie zervikaler Band-
scheibenschäden. Dtsch. med. Wschr. *1953*, 1089—1093.

QUEDNAU, W.: Plurisegmentelle Innervation. Pflügers Arch. Physiol. *212*,
541—546 (1926).

RAYLE, A. A. JR., B. B. GAY JR., and J. L. MEADORS: The myelogram in
avulsion of the brachial plexus. Radiology *65*, 65—72 (1955).

REICHLE, R.: Über einen Fall von hoher, subcutaner Zerreißung des Plexus
brachialis. Berl. klin. Wschr. *57*, 376—377 (1920).

REINHARDT, K.: Aktuelle Probleme in der Kontrastmitteluntersuchung des
Wirbelkanals. Fortschr. Röntgenstr. *83*, 809—819 (1955).

— und K. PANTER: Myelographie und Ischias. Saarbrücken: West-Ost-
Verlag. 1955.

REISCHAUER, F.: Untersuchungen über den lumbalen und cervikalen
Wirbelbandscheibenvorfall. Stuttgart: G. Thieme. 1949.

— Lumbago, Ischialgie und Brachialgie in ihrer Beziehung zur Bandscheibe.
Langenbeck's Arch. klin. Chir. *267*, 418—437 (1951).

REMÉ, G.: Erbsche Armlähmung und Zwerchfellähmung beim Neugeborenen.
Arch. Kinderhk. *92*, 62—67 (1930).

RIJNBERK, G. v.: Versuch einer Segmentalanatomie. Erg. Anat. *18*, 353—
800 (1908).

— Über die Segment-Innervation polymerer Muskeln. Ein Beitrag zur
Cantonnementfrage. Fol. neuro-biol. *5*, 767—769 (1911).

— Bausteine einer Segmental-Physiologie. Erg. Physiol. *12*, 660—764
(1912).

— e L. KAISER: La innervazione radicolare spinale (rizomeria) del muscolo
„rectus abdominis" del cane confrontata colla divisione segmentale di
detto muscolo per opera della iscrizioni tendinee. Arch. sci. biol., Bologna
12, 30—38 (1928).

— — Segmentation métamérique et innervation radiculaire spinale des
muscles de la paroi abdominale chez le chien. Recherches expérimentales.
II. Les muscles obliques, le muscle transversal. Considérations finales.
Arch. néerl. physiol. *14*, 511—534 (1929).

— — Innervazione uni- o pluriradicolare delle fibre muscolari striate.
Arch. farmacol. sper., Roma *48*, 55—58 (1930).

ROHR, H.: Plexusverletzungen und Wurzelläsionen am Arm. Langenbeck's
Arch. klin. Chir. *288*, 39—54 (1958).

— Beitrag zur segmentalen Hautinnervation im Hals-Schulter-Armgebiet.
Nervenarzt *29*, 406—411 (1958).

— und W. HOFFMANN: Rückenmarkstumoren mit Stauungspapille. Nervenarzt *30*, 391—396 (1959).

— und H. LENZ: Zwerchfellähmungen nach traumatischer Schädigung der
cervicalen Spinalwurzeln. Acta neurochir. *8*, 44—69 (1960).

— — Störungen der Zwerchfellmotorik bei cervicalen Wurzelschädigungen.
Nervenarzt *31*, 359—365 (1960).

RÖTTGEN, P.: Über traumatische intradurale Wurzelabrisse. Nervenarzt *23*,
348—349 (1952).

ROUSSEAUX, R., et F. MICHEL: Notes sur l'innervation du diaphragme.
Rôle du nerf phrénique et du système sympathique dans la motricité
du diaphragme. Bull. Assoc. Anatomistes *18*, 446—453 (1929).

RUPILIUS, K.: Ein Beitrag zur gemeinsamen Genese der angeborenen Zwerchfellähmung und des Schiefhalses. Arch. orthop. Chir. *34*, 628—633 (1934).

SALAZAR DE SOUSA, J.: Abreißung des Plexus cervicalis. Arch. med. leg., B. Aires *7*, 1—4 (1938). Ref. Zbl. ges. Neurol. *95*, 362 (1940).

SÂNO: Les localisations des fonctions motrices de la moelle épinière. Rapport. Pan. Impr. Steréotypique. Garet. Ref. Jahresber. Neurol. Psych. *8*, 173 (1905).

SARTESCHI, P.: Paralisi radicolare superiore del plesso brachiale (tipo Duchenne-Erb) per caduta da motoscooter. Riv. pat. nerv. *76*, 622—630 (1956).

SASSAROLI, S., e G. SPACCARELLI: Il quadro mielografico delle lesioni da strappamento del plesso brachiale. Nuntius radiol. *23*, 388—392 (1957).

SCHEER, W. M. V. D.: Beitrag zur Frage nach der Bedeutung des Herpes zoster und der Headschen hyperalgetischen Zonen. Zschr. Neurol. *16*, 343—385 (1913).

SCHELLER, H.: Die Erkrankungen der peripheren Nerven. In: Handbuch der Inneren Medizin, 4. Aufl., Bd. V. Berlin-Göttingen-Heidelberg: Springer. 1953.

SCHLEGEL, K. F.: Über die Kontrastmitteldiagnostik des Spinalkanals. Zschr. Orthop. 44. Verhandlungsbd. 1956.

— Neurologische Komplikationen bei Mißbildungen, Erkrankungen und Verletzungen der Wirbelsäule. In: Handbuch der Orthopädie, Bd. II. Stuttgart: G. Thieme. 1958.

SCHLIACK, H.: Zur Segmentdiagnostik der Muskulatur bei lumbalen Bandscheibenvorfällen. Nervenarzt *26*, 471—477 (1955).

— Über das subtotale C_6-Querschnittssyndrom im Stadium atrophicum nach akutem cervicalem Bandscheibenvorfall. Nervenarzt *28*, 330—333 (1957).

— Akute und chronische Rückenmarksschädigung beim zervikalen Bandscheibenvorfall. Dtsch. med. Wschr. *1957*, 767—770 und 779.

— Die für die Höhendiagnostik lumbaler Bandscheibenhernien pathognomonischen Ausfälle der Muskulatur. Dtsch. med. Wschr. *1957*, 1820—1823.

— Über die Syndrome der spinalen Nervenaustrittswurzeln. Med. Sachverständige *54*, 232—237 (1958).

SCHNEK, F.: Subcutane vollständige Zerreißung des Plexus cervicalis. Mschr. Unfallhk. *35*, 22—24 (1928).

SCHULER, C.: Zur Behandlung der geschlossenen Verletzungen des Plexus brachialis. Schweiz. med. Wschr. *88*, 801—806 (1958).

SCHUM: Kongreß-Mitteilungen. Zbl. Chir. *63*, 1545—1546 (1936).

SCHWARTZ, H. G.: Anastomoses between cervical nerve roots. J. Neurosurg. *13*, 190—194 (1956).

SCHWATT, H.: The behaviour of the diaphragm after phrenico-exairesis. Amer. J. Med. Sci. *187*, 338—347 (1934).

SCHWEIZER, F.: Völlige Geburtslähmung des rechten Brachialplexus und des rechten Phrenicus bei einem Säugling von 2½ Monaten. Sem. méd. *34*, 1098—1103 (1927). Ref. Zbl. ges. Neurol. *49*, 565 (1928).

SHALLOW, T. A.: Traumatic lesions of the brachial plexus. Ann. Surg. *92*, 182—194 (1930).

SHEA, P. A., W. W. WOODS, and D. H. WERDEN: Electromyography in diagnosis of nerve root compression syndrome. Arch. neurol. México *64*, 93—104 (1950).

SHERRINGTON, C. S.: Notes on the arrangement of some motor-fibres in the lumbo-sacral plexus. J. Physiol. *13*, 621—772 (1892).
— Experiments in examination of the peripheral distribution of the fibres of the posterior roots of some spinal nerves. Proc. Roy. Soc. Med. London *190*, 45—186 (1898).
— The spinal roots and dissociative anaesthesia in the monkey. J. Physiol. *27*, 360—371 (1901—1902).
SICARD, J. A., et J. E. FORESTIER: Méthode radiographique d'exploration de la cavité epidurale par le lipiodol. Rev. neurol. *28*, 1264 (1921).
SIEGLBAUER, F.: Lehrbuch der normalen Anatomie des Menschen, 3. Aufl. Berlin: Urban & Schwarzenberg. 1935.
SMEDT, J. E. DE: Repérage électromyographique de myotomes chez l'homme. Acta neurol. psychiatr. Belg. *51*, 206—209 (1951).
SOBOTTA, J.: Atlas der deskriptiven Anatomie des Menschen. München: Lehmann. 1938.
SPÜHLER, O.: Die Erkrankungen des Zwerchfells. In: Handbuch der Inneren Medizin, 4. Aufl., Bd. IV/4. Berlin-Göttingen-Heidelberg: Springer. 1956.
STAHL, R.: Verletzungen des Plexus brachialis. Zbl. Chir. *63*, 1541—1547 (1936).
— Zur Chirurgie peripherer Nerven. Zbl. Chir. *66*, 2248—2252 (1939).
STANBURY, W. S.: Anatomical changes in the diaphragm following phrenicectomy, a report of 11 necropsies. Amer. Rev. Tbc. *29*, 528—545 (1934).
STARR, A.: Local anaesthesia as a guide in the diagnosis of lesions of the lower spinal cord. Amer. J. Med. Sci. *104*, 15 (1892).
— Local anaesthesia as a guide in the diagnosis of lesion of the upper portion of the spinal cord. Brain *17*, 481 (1894).
STEININGER, F.: Die Genetik und Phylogenese der Wirbelsäulenvarietäten und der Schwanzreduktion. Zschr. menschl. Vererb.-Konstit.lehre *22*, 583—668 (1938).
STREETER, G. L.: The development of the cranial and spinal nerves in the occipital region of the human embryo. Amer. J. Anat. *4*, 83—116 (1904).

TATESI, S.: Über das Verhalten der Nervenfasern des N. phrenicus in seinem Verlauf. Jap. J. med. Sci., Trans. I Anat. *8*, 31—50 (1940).
THORBURN, W.: The sensory distribution of spinal nerves. Brain *16*, 355 (1893).
TIRA, P. L.: Paralisi traumatiche del plesso brachiale da strappamento. Boll. Soc. med.-chir. *69*, 1689—1704 (1955).
TÖNNIS, W., G. FRIEDMANN und K. NITTNER: Zur röntgenologischen Diagnose und Differentialdiagnose der intraspinalen Tumoren. Fortschr. Röntgenstr. *88*, 288—301 (1958).
— und K. NITTNER: Die Sanduhrgeschwülste des Wirbelkanals. Zbl. Neurochir. *14*, 238—253 (1954).
TRACY, J. F., and W. BRANNON: Management of brachial-plexus injuries (traction type). J. Bone Surg. *40* A, 1031—1042 (1958).
TUCKER, A. S.: Myelography of complete spinal obstruction. Amer. J. Roentgenol. *76*, 248—269 (1956).
TÜRCK, L.: Vorläufige Ergebnisse von Experimentaluntersuchungen zur Ermittlung der Hautsensibilitätsbezirke der einzelnen Rückenmarksnervenpaare. Sitzungsber. math. naturw. Kl. k. Akad. d. Wiss. Wien *21*, 576 (1856).

Urechia, C. L., et S. Mihalescu: Phrénicotomie et examen anatomique de la moelle cervicale. Compt. rend. soc. biol. Paris *97*, 1572—1573 (1927).

Veit, O.: Über die Regioneneinteilung der Wirbelsäule des Menschen. Dtsch. med. Rdsch. *2*, 337—340 (1947).

Volhard, F.: Über Augensymptome bei Armlähmungen. Dtsch. med. Wschr. *1904*, 1339—1343.

Wacholder, K., und Ch. McKinley: Über die Innervation und Tätigkeit der Atemmuskeln (Saitengalvanometrische Untersuchungen). Pflügers Arch. Physiol. *222*, 575—588 (1929).

Waschulewski, H.: Verletzungen des Plexus brachialis und der 1. Rippe durch Motorradunfälle. Zschr. Orthop. *87*, 55—63 (1956).

Weber, H.: Atmung. In Stumpf-Weber-Weltz: Röntgenkymographische Bewegungslehre innerer Organe. Leipzig 1936.

Weigert, R.: Ein geheilter Fall von Relaxatio (Eventratio) diaphragmatica. Bruns' Beitr. klin. Chir. *119*, 100—109 (1920).

Weigner, K.: Beziehungen des Nervus accessorius zu den proximalen Spinalnerven. Arb. anat. Inst., Wiesbaden *17*, 549—587 (1901). Zit. nach Schwartz.

Weiss, O.: Plurisegmentelle Innervation. Schriften d. Königsberg. gelehrten Ges., naturw. Kl. *3*, 37—56 (1926).

— Über die Innervation der Muskelfasern. Med. germano-hispano-americ. *4*, Nr. 11, 679—683 (1927).

— Über die Anatomie der Übergangswirbel an der Grenze von Lendenwirbelsäule und Kreuzbein und ihre klinische Bedeutung. Z. Anat. *92*, 533—550 (1930).

Wernoe, Th. B.: Viscero-cutaneous anaemic zones and their significance. J. Neurol. *4*, 103—124 (1923).

White, J. C., and J. Hanelin: Myelographic sign of brachial plexus avulsion. J. Bone Surg. *36* A, 113—118 (1954).

Whiteleather, J. E.: Roentgen demonstration of cervical nerve root avulsion. Amer. J. Roentgenol. *72*, 1017—1022 (1954).

Wichmann, R.: Die Rückenmarksgrenzen und ihre Segmentbezüge. Berlin 1900.

Wiedemann, O., und K. Decker: Das Myelogramm bei Ausrissen des Armplexus. Fortschr. Röntgenstr. *84*, 345—349 (1956).

Wilson, J. T.: The double innervation of striated muscle. Brain *44*, 234—247 (1921).

Winkler, C.: Über die Rumpfdermatome. Mschr. Psychiatr. *13*, 161 (1903).

Winnen, P. J.: Ein Beitrag zu den traumatischen Plexus-Brachialis-Lähmungen und deren operativer Behandlung. Dtsch. Zschr. Chir. *118*, 403—432 (1912).

Winterstein, O.: Zur Phrenicuslähmung bei Lähmung des Plexus brachialis. Mitt. Grenzgeb. Med. Chir. *34*, 188—200 (1921).

Wohlfahrt, G.: Collateral regeneration in partially denervated muscles. Neurology (Minneapolis) *8*, 175—180 (1958).

Wohlwill, F.: Zur pathologischen Anatomie des peripherischen Sympathicus. Dtsch. Zschr. Nervenhk. *107*, 124—150 (1928).

— Herpes zoster. In Bumke, O., und O. Foerster: Handbuch der Neurologie, Bd. XIII. Berlin: Springer. 1936.

Woringer, E., G. Thomalske und J. Baumgartner: Die Myelographie mit wasserlöslichen Kontrastmitteln in der Diagnose des lumbosacralen Bandscheibenprolapses. Nervenarzt *27*, 547—552 (1956).

Yano, K.: Zur Anatomie und Histologie des Nervus phrenicus und sogenannten Nebenphrenicus, nebst Bemerkungen über ihre Verbindung mit dem Sympathicus. Fol. anat. Jap. *6*, 247—290 (1928).

Yoss, R. E., B. Corbin, S. McCarty, and J. G. Love: Significance of symptoms and signs in localization of involved root in cervical disk protrusion. Neurology (Minneapolis) *7*, 673—683 (1957).

Druck: Steyrermühl, Wien VI